Sobre as NCCN Guidelines for Patients®

National Comprehensive Cancer Network®

AF877974

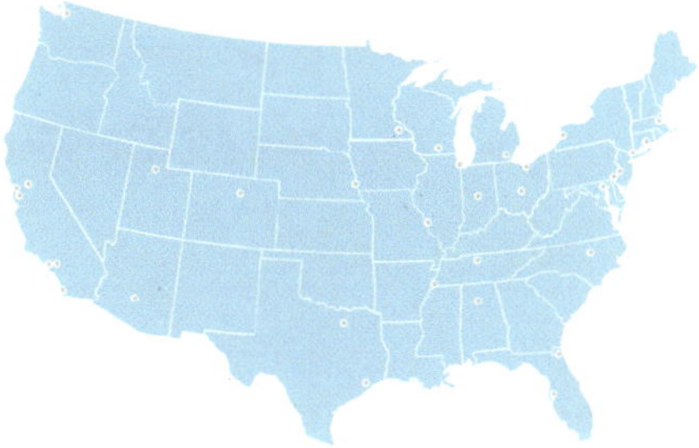

Você sabia que os principais centros de câncer nos Estados Unidos trabalham em conjunto para melhorar o tratamento oncológico? Essa aliança de centros de câncer líderes é chamada de National Comprehensive Cancer Network® (NCCN®).

O tratamento oncológico está em constante mudança. A NCCN desenvolve recomendações para o tratamento oncológico baseadas em evidências para profissionais de assistência médica em todo o mundo. Essas recomendações atualizadas com frequência estão disponíveis nas NCCN Clinical Practice Guidelines in Oncology (NCCN Guidelines®). As NCCN Guidelines for Patients explicam claramente as recomendações de especialistas para pessoas com câncer e para cuidadores.

Essas NCCN Guidelines for Patients se baseiam nas NCCN Clinical Practice Guidelines in Oncology (NCCN Guidelines®) para câncer de pulmão de células pequenas, versão 3.2024 — 11 de junho de 2024.

Consulte as NCCN Guidelines for Patients gratuitamente on-line
NCCN.org/patientguidelines

Encontre um centro de câncer da NCCN perto de você
NCCN.org/cancercenters

Conecte-se conosco

Apoiadores

As NCCN Guidelines for Patients têm o apoio e o financiamento da NCCN Foundation®

A NCCN Foundation agradece aos seguintes apoiadores corporativos por ajudar a disponibilizar as NCCN Guidelines for Patients: AstraZeneca.

A NCCN adapta, atualiza e organiza as NCCN Guidelines for Patients de forma independente. Nossos apoiadores corporativos não participam do desenvolvimento das NCCN Guidelines for Patients e não são responsáveis pelo conteúdo e pelas recomendações nelas contidas.

Para fazer uma doação ou saber mais, acesse on-line ou envie um e-mail

NCCNFoundation.org/donate

PatientGuidelines@NCCN.org

Índice

A NCCN Foundation busca apoiar os milhões de pacientes e suas famílias afetados por um diagnóstico de câncer pelo financiamento e distribuição das NCCN Guidelines for Patients. A NCCN Foundation também está comprometida com o avanço do tratamento oncológico por meio do financiamento de médicos promissores do país no centro de inovação em pesquisa sobre o câncer. Para obter mais informações e a biblioteca completa de recursos para o paciente e cuidadores, acesse NCCN.org/patients.

National Comprehensive Cancer Network (NCCN) e NCCN Foundation
3025 Chemical Road, Suite 100, Plymouth Meeting, PA 19462 USA

1

Princípios básicos sobre o câncer de pulmão

O câncer de pulmão de células pequenas é formado por células que revestem as vias respiratórias internas dos pulmões. Este é um câncer que pode ser agressivo e progredir com rapidez. Este capítulo apresenta a você os princípios básicos sobre o câncer de pulmão de células pequenas.

O que é câncer de pulmão?

Os pulmões são os principais órgãos do sistema respiratório. Eles fornecem oxigênio e removem o dióxido de carbono do sangue. A transferência desses gases para dentro e para fora do corpo é chamada de respiração.

Os cânceres de pulmão são formados por células que revestem as vias respiratórias dos pulmões. As vias respiratórias dos pulmões são chamadas de brônquios, bronquíolos e alvéolos.

As células cancerosas não se comportam como células normais. Elas não seguem as regras de crescimento celular.

- As células cancerosas produzem muitas novas células cancerosas. Elas também não morrem quando deveriam. Esse crescimento excessivo de células cancerosas se torna uma massa de tecido chamada de tumor.
- As células cancerosas crescem sem controle. Elas podem se alastrar pelas vias respiratórias e para o tecido pulmonar; também podem se espalhar pelo tecido pulmonar e invadir outras partes do corpo.
- As células cancerosas podem se separar de um tumor e se disseminar. Elas podem entrar na corrente sanguínea ou em um líquido chamado linfa e se disseminar para outros lugares.

Esse crescimento descontrolado pode prejudicar o corpo. As células cancerosas se multiplicam e sobrecarregam as células normais. Sem células normais, as células cancerosas podem interromper o funcionamento dos órgãos.

As células do câncer de pulmão de células pequenas aparecem pequenas e na cor azul quando vistas sob o microscópio.

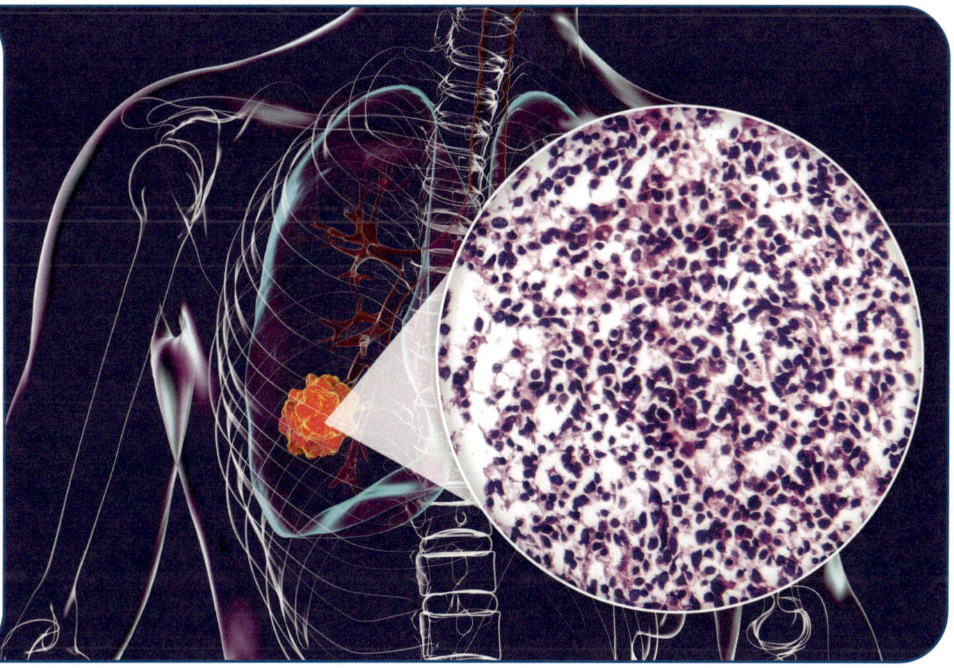

Os cientistas aprenderam muito sobre o câncer. Consequentemente, os tratamentos atuais funcionam melhor do que os do passado. Além disso, muitas pessoas com câncer têm mais de uma opção de tratamento.

Os dois tipos mais comuns de câncer de pulmão são:

- Câncer de pulmão de células não pequenas (CPCNP), dividido em:
  - Adenocarcinoma
  - Carcinoma de células escamosas
  - Carcinoma adenoescamoso
  - Carcinoma de células grandes
  - Carcinoma sarcomatoide
- Câncer de pulmão de células pequenas (CPCP), dividido em:
  - Carcinoma de células pequenas
  - Carcinoma de pulmão de células (pequenas e não pequenas) combinadas

Os nomes dos cânceres se referem à sua aparência no microscópio. Quando visto pelo microscópio, o CPCP parece pequeno e azul.

Algumas vezes, os cânceres de pulmão contêm células de câncer de pulmão de células pequenas e de células não pequenas. Esses casos são chamados de carcinoma de pulmão de células (pequenas e não pequenas) combinadas e costumam ser tratados como câncer de pulmão de células pequenas.

O CPCP é muito menos comum que o CPCNP. Ele é o foco deste livro.

A NCCN tem uma série de livros em duas partes sobre o CPCNP, disponível em NCCN.org/patientguidelines e no aplicativo NCCN Patient Guides for Cancer.

Quais são as causas e os fatores de risco?

O tabagismo é a principal causa do CPCP. Quase todas as pessoas com CPCP fumam ou já fumaram. Muitas pessoas com CPCP fumaram regularmente mais de uma maço por dia.

A exposição ao fumo passivo também aumenta o risco de câncer de pulmão. O fumo passivo é a fumaça exalada por outra pessoa e a fumaça de produtos de tabaco combustíveis.

Embora seja raro em países ocidentais, há ocasiões nas quais pessoas sem histórico de fumo desenvolvem essa doença.

Há outras causas desconhecidas do CPCP. Os pesquisadores ainda estão aprendendo o porquê de que algumas pessoas fumantes nunca desenvolvem câncer de pulmão e outras que nunca fumaram desenvolvem. As possibilidades de uma pessoa desenvolver CPCP são maiores nestas situações:

- Mais de 70 anos de idade
- Radioterapia anterior no tórax
- Exposição a produtos químicos que causam câncer (também conhecidos como cancerígenos), como radônio e amianto

Se você não fuma, não comece a fumar. Se você fuma, pare. O desenvolvimento de novos tumores de pulmão é menos provável depois de parar de fumar.

A dependência de nicotina é uma das mais difíceis de cessar. O estresse de ter câncer pode dificultar isso ainda mais. Há ajuda disponível. Peça ao seu profissional de saúde recomendações e medicamento para ajudar a parar de fumar.

Quais são os sintomas do CPCP?

O CPCP pode causar muitos tipos de sintomas. Os sintomas dependem do local em que o tumor de pulmão cresceu ou para onde se disseminou. O CPCP pode impedir que os pulmões obtenham o ar de que precisam. Algumas pessoas apresentam sintomas de síndromes paraneoplásicas, que são causadas por uma resposta anormal do corpo ao câncer de pulmão. Alguns sintomas causados pelo CPCP estão listados no **Guia 1.**

O CPCP costuma ser descoberto ao causar sintomas ou por meio de alterações nos resultados de exames de sangue.

Ele também é descoberto, ocasionalmente, por meio de exames de raio X ou TC antes que os sintomas tenham início. Ao contrário de outros cânceres de pulmão, é difícil detectar o CPCP precocemente porque ele progride muito rapidamente.

Vias respiratórias dos pulmões

O ar se move pelo corpo por uma série de vias respiratórias. Ele percorre a garganta e a traqueia. A traqueia se divide em duas vias respiratórias chamadas brônquios. No pulmão, cada brônquio se ramifica em partes do pulmão chamadas lobos. O pulmão direito tem três lobos, e o esquerdo, dois lobos. Os brônquios se dividem em vias respiratórias menores chamadas bronquíolos. No fim de cada bronquíolo estão sacos chamados de alvéolos. O oxigênio é transferido do ar para o sangue no alvéolo.

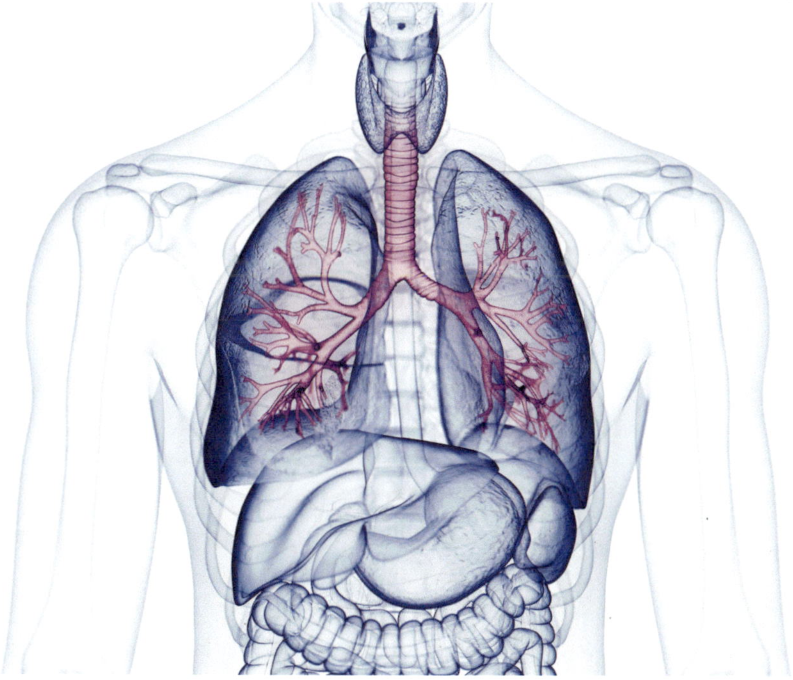

Seu profissional de saúde de atenção primária pode ser o primeiro a suspeitar que você tem câncer de pulmão. Você precisará consultar especialistas para determinar se tem câncer. A equipe de avaliação pode incluir estes especialistas certificados:

- Radiologista torácico
- Radiologista intervencionista
- Pneumologista
- Cirurgião torácico
- Oncologista médico
- Oncologista de radiação

Para confirmar que tem câncer, tecidos ou líquidos do seu corpo serão examinados. Pequenas amostras serão removidas do seu corpo durante um procedimento chamado de biópsia.

Guia 1
Sintomas do câncer de pulmão de células pequenas

Sintomas causados pelo tumor no pulmão	• Tosse crônica • Muco pulmonar com sangue • Respiração sibilante
Sintomas causados pela disseminação de sangue no tórax	• Voz rouca • Dificuldades para engolir • Dor torácica • Inchaço • Dor na coluna • Veias torácicas alargadas • Dificuldades para respirar • Sensação de tontura • Nódulos perto da clavícula
Sintomas causados pela disseminação de câncer na cabeça	• Cefaleia • Confusão • Fala arrastada • Dificuldades para andar • Falta de coordenação • Fraqueza em um dos membros
Sintomas causados pela disseminação de câncer no abdômen	• Dor • Olhos ou pele amarelados • Fadiga • Sensação de queimação ou formigamento • Febre • Fraqueza muscular • Perda de controle intestinal e da bexiga

Existem muitos tipos de biópsias usadas para o câncer de pulmão. Algumas envolvem o uso de agulhas, outras exigem um corte nos tecidos do corpo. As biópsias costumam ser procedimentos de baixo risco e não causam sequelas permanentes.

Seus profissionais de saúde decidirão o tipo certo de biópsia para o seu caso e como o tecido removido será examinado.

Fazer uma biópsia não representa um risco de disseminação de câncer.

Qual é o tratamento para CPCP?

O melhor tratamento para CPCP depende do estágio do tumor, da sua saúde e dos medicamentos aos quais seu corpo responde. Os próximos capítulos descreverão o tratamento.

Pontos importantes

- As células cancerosas não seguem as regras de crescimento celular. Elas produzem novas células cancerosas, invadem o tecido próximo e se disseminam para outras partes do corpo.
- Os pulmões ajudam o corpo a obter o ar necessário para viver.
- O câncer de pulmão, em geral, tem início nas células que revestem as vias respiratórias.
- O câncer de pulmão de células pequenas (CPCP) progride rapidamente e é descoberto quando já se disseminou para fora do pulmão..
- O tabagismo é a principal causa do CPCP, embora existam outras causas desconhecidas.
- Peça ajuda ao profissional de saúde para parar de fumar. Parar de fumar pode melhorar os resultados do tratamento e reduzir seus efeitos colaterais.
- O CPCP é descoberto mais frequentemente quando apresenta sintomas. Os sintomas dependem do local em que o câncer está se desenvolvendo no seu corpo.

2

Estadiamento do câncer de pulmão

Um estágio do câncer é uma classificação da extensão do câncer no corpo. Há dois sistemas de estadiamento do câncer de pulmão de células pequenas. Um sistema combinado é melhor para o plano terapêutico. Este capítulo descreve esses sistemas.

O que é estadiamento do câncer?

No diagnóstico, o grau de crescimento do câncer de pulmão e sua disseminação difere entre as pessoas. Os oncologistas precisam de um modo para avaliar e comparar diferentes tumores neoplásicos.

O sistema de estadiamento é uma maneira padrão de agrupar os cânceres de pulmão de acordo com seu crescimento e disseminação. Os profissionais de saúde usam o estadiamento do câncer para:

- Avaliar o possível desfecho do câncer, chamado de prognóstico.
- Identificar e planejar as melhores opções de tratamento para você.
- Estudar e comparar diferentes grupos de câncer na pesquisa.

"O tratamento oncológico envolve um esforço conjunto entre os vários profissionais de saúde e o paciente. É essencial estar bem-informado sobre o câncer para tomar decisões fundamentadas em relação ao cuidado e tratamento a serem administrados. Com tantas informações na internet, muitas das quais desatualizadas, publicações (como este livro) são essenciais para os pacientes receberem informações pertinentes para que possam entender melhor sua doença e os tratamentos."

O estadiamento do câncer de pulmão se baseia no crescimento e na disseminação de células cancerosas. As células cancerosas podem:

- Formar um ou mais tumores no pulmão.
- Crescer pelas paredes pulmonares e para outros tecidos do corpo.
- Disseminar-se e formar tumores em outros órgãos.

Há dois sistemas de estadiamento de câncer de pulmão de células pequenas (CPCP).

- Sistema VA (Administração de veteranos).
- Sistema TNM (tumor, linfonodos, metástases).

O que é o sistema de estadiamento VA?

O VA Lung Study Group criou o primeiro sistema de estadiamento para CPCP. Ele é usado em estudos sobre tratamento. O sistema divide o câncer de pulmão em dois estágios:

- Estágio limitado
- Estágio extensivo

O câncer de estágio limitado é encontrado em um lado do tórax e pode ser tratado com radioterapia. O câncer está contido em uma área que se enquadraria em um campo de radiação.

Com as modernas técnicas de tratamento com radiação, a definição de doença de estágio limitado foi expandida para incluir alguns casos que atingem ambos os lados do tórax, desde que eles possam ser tratados seguramente com radiação.

A maioria das pessoas com CPCP tem o estágio extensivo. O câncer no estágio extensivo não pode ser tratado em um campo de radiação com a intenção de curar o câncer. Ele já se disseminou muito.

Por exemplo, ele pode ter se disseminado para o outro lado do tórax, para os líquidos em volta dos pulmões ou do coração, ou para fora do tórax.

O que é o sistema de estadiamento TNM?

Os estágios TNM do CPCP variam de 0 a 4. Quanto mais grave o crescimento e a disseminação do câncer, maior o estágio. Cânceres de estágio 0 estão somente nas vias respiratórias e são muito raros.

Estágio 1

Cânceres de estágio 1 abrangem um pequeno tumor no pulmão e não se disseminaram para outras partes do corpo. Tumores de estágio 1A têm 3 centímetros (cm, um pouco menos de uma polegada, ou o tamanho de uma uva) ou menores. Tumores de estágio 1B são maiores, mas não ultrapassam os 4 cm (quase uma polegada e meia, ou o tamanho de uma noz).

Estágio 2

Cânceres de estágio 2A são parecidos com cânceres do estágio 1, mas são maiores (até 5 cm, pouco mais de 2 polegadas, o tamanho de um limão). Cânceres de estágio 2B são maiores (até 7 cm, cerca de 2,75 polegadas, o tamanho de um pêssego), começaram a invadir outras partes do corpo ou têm vários tumores em um lobo. Outros cânceres 2B abrangem um tumor pulmonar com mais de 5 cm e se disseminaram para os linfonodos dentro do pulmão.

Estágio 3

O estágio 3 é um grupo misto de cânceres avançados localmente. Eles são agrupados como estágios 3A, 3B ou 3C. Muitos desses cânceres incluem:

- Um tumor pulmonar com 7 cm ou mais.
- Um tumor pulmonar que invadiu significativamente outro tecido.
- Tumores pulmonares em vários lobos do pulmão.

- O câncer se disseminou para os linfonodos entre os pulmões, para o outro pulmão ou para perto da clavícula.

Estágio 4

O câncer se disseminou para longe do tumor principal. O câncer de estágio 4A se disseminou para longe do tórax ou para somente um local fora do tórax. O câncer de estágio 4B se disseminou para ao menos dois lugares fora do tórax.

Como a NCCN estadia o CPCP?

A maioria dos estudos clínicos sobre o tratamento de câncer de pulmão usou o sistema VA. Os benefícios do sistema TNM é que ele melhor identifica quando a terapia local (cirurgia ou radiação) pode ser usada com segurança. Os especialistas em câncer de pulmão da NCCN usam uma abordagem de estadiamento combinado para considerar esses fatores.

- O estágio limitado inclui cânceres que se enquadram nos estágios 1 a 3 e podem ser tratados com radiação e quimioterapia.
- O estágio extensivo inclui cânceres, incluindo o estágio 4, que não podem ser tratados com altas doses de radiação destinadas à cura.

Até que o sistema TNM seja mais amplamente usado em estudos clínicos, a melhor abordagem é um sistema de estadiamento combinado. O estadiamento do câncer nos próximos capítulos se refere a esse sistema combinado.

Pontos importantes

- O sistema de estadiamento do câncer é uma maneira padrão de agrupar os cânceres de acordo com seu crescimento e disseminação. Estadiar o câncer é necessário antes do tratamento.
- O sistema de estadiamento VA (Administração de Veteranos) agrupa os cânceres em estágio limitado ou estágio extensivo. Ele tem sido mais usado em estudos clínicos sobre o tratamento de câncer de pulmão.
- O sistema TNM (tumor, linfonodos, metástases) agrupa os cânceres em estágio 0, 1, 2, 3 ou 4. Esse sistema permite um plano terapêutico mais preciso.
- Os especialistas em câncer de pulmão de células pequenas (CPCP) da NCCN usam uma abordagem combinada de estadiamento. Os cânceres no estágio limitado incluem os estágios 1 a 3, que podem ser tratados com radioterapia. Os cânceres com estágio extensivo, como o estágio 4, não podem ser tratados com altas doses de radiação destinadas à cura.

3

Exames para câncer de pulmão

Os profissionais de saúde solicitarão vários exames para planejar seu tratamento. Alguns exames avaliam sua saúde geral. Outros exames avaliam o câncer. Este capítulo explica os exames em detalhe.

Histórico de saúde e exames

Os profissionais de saúde precisam ter todas as informações sobre a sua saúde. Uma das primeiras etapas é a obtenção de um relatório completo da sua saúde, chamado histórico clínico. Leia o **Guia 2** na página 16 para ver uma lista completa de exames que são usados para planejar o tratamento.

Histórico clínico

Os profissionais de saúde farão perguntas sobre os problemas de saúde e os tratamentos pelos quais você passou. Quando encontrar com os profissionais de tratamento oncológico, prepare-se para conversar sobre:

- Doenças
- Fraturas
- Quadro clínico de saúde
- Sintomas
- Medicamentos

Leve uma lista de medicamentos novos e antigos, e medicamentos de venda livre, fitoterápicos ou suplementos que você toma.

Esteja preparado para discutir os problemas de saúde de parentes consanguíneos. Esses familiares incluem irmãs e irmãos, pais e avós. Embora o câncer de pulmão de células pequenas (CPCP) não seja hereditário, outros cânceres e quadros clínicos de saúde podem ser. Os profissionais de saúde precisam saber sobre eles.

Exame físico

Depois de coletar seu histórico de saúde, os profissionais de saúde farão um exame físico. O exame é feito para encontrar sinais da doença e decidir quais podem ser as opções de tratamento. Durante esse exame, espere essas verificações:

- Temperatura do corpo
- Pressão arterial
- Pulso e frequência cardíaca
- Peso
- Som dos pulmões, do coração e do intestino
- Aparência dos seus olhos, pele, nariz, ouvidos e boca
- Nível de dor ao ser tocado

Status de desempenho

Os profissionais de saúde avaliarão seu desempenho nas atividades do dia a dia, como trabalhar, andar ou tomar banho. Sua capacidade de fazer essas atividades é chamada de status de desempenho.

Quanto mais atividades conseguir fazer, melhor será seu status de desempenho. Os profissionais de saúde usarão o status de desempenho para avaliar se você pode passar por certos tratamentos.

O status de desempenho costuma ser avaliado em uma escala de 0 a 5. Escores menores significam melhor status de desempenho.

Guia 2
Exames para câncer de pulmão de células pequenas

Histórico de saúde e exames	• Histórico clínico • Exame físico • Status de desempenho
Exames de sangue	• Hemograma completo (HC) • Eletrólitos • Exames de função hepática • Exames de função renal
Exames de imagem	• TC diagnóstica do tórax, do abdômen e da pelve • RM (preferencial) ou TC do cérebro • PET/TC pode ser solicitado pelo profissional de saúde • Exames de imagens ósseas, se necessário
Biópsias de estadiamento	**Se o exame de imagem sugerir que o câncer é de estágio limitado, você pode receber:** • Toracocentese, se houver derrame pleural. • Toracoscopia, se os resultados da toracocentese forem inconclusivos. • Biópsia e aspiração da medula óssea se o exame de sangue sugerir que o câncer se disseminou para a medula óssea. • Biópsia dos linfonodos mediastinais para estágios limitados 1 e 2A que serão tratados com cirurgia ou radioterapia.
Exames de células cancerosas	• Análise patológica • Exames de biomarcadores
Exames de função pulmonar	• Espirometria • Exame de difusão de gás • Pletismografia de câmara corporal

Exames de sangue

Os exames de sangue avaliam as células do sangue, as proteínas e as substâncias químicas na corrente sanguínea. Os profissionais de saúde usarão exames para avaliar sua saúde geral e se o câncer pode ter se disseminado. Eles vão planejar outros exames e o tratamento oncológico com base nos resultados dos exames.

Uma coleta de sangue remove uma amostra de sangue para teste. Isso é feito com uma agulha inserida na veia. Estes exames são necessários:

- Um hemograma completo (HC) avalia o sangue, incluindo a contagem de leucócitos, de hemácias e de plaquetas.
- Eletrólitos e minerais no sangue. Eles incluem sódio, cálcio e potássio. Órgãos, como os ossos, precisam de eletrólitos para o bom funcionamento.
- Os exames de função hepática avaliam as substâncias químicas produzidas ou processadas pelo fígado.
- O nitrogênio ureico no sangue, ou BUN, é o resíduo produzido pelo corpo depois que você come. Muito BUN no sangue pode ser um sinal de doença renal.
- A creatinina é o resíduo produzido pelos músculos. Muita creatinina no sangue pode ser um sinal de doença renal.

“

Faça o máximo de perguntas possível e leve um familiar com você às consultas.”

Exames de função pulmonar

Para receber alguns tratamentos, seus pulmões devem ter bom funcionamento. Os exames de função pulmonar mostram o estado de funcionamento dos pulmões.

- A espirometria envolve soprar ar em um tubo para medir quanto ar você respira e a rapidez em que respira.
- Um exame de difusão de gás envolve inalar um gás inofensivo e avaliar quanto você expira. Isso informa quanto oxigênio se desloca dos seus pulmões para o sangue.

Exames de imagem

Os exames de imagens tiram fotografias do interior do seu corpo. Eles mostram o câncer em tecidos profundos, linfonodos ou partes distantes do corpo, fora do pulmão. Os exames de imagem são úteis para estadiamento do câncer e plano terapêutico.

Uma injeção de agente de contraste é, algumas vezes, usada para tornar mais claras as imagens. O contraste não deve ser usado se você for alérgico a ele. Durante o exame de imagem, você se deita em uma maca que desliza para dentro do aparelho de imagem. Pelo menos uma parte do seu corpo estará no aparelho.

Um radiologista é um profissional de saúde especialista na leitura de imagens. Ele vai informar os resultados do exame para a equipe de tratamento.

TC do tórax, do abdômen e da pelve

A maioria das pessoas recebe uma TC diagnóstica do tórax, do abdômen e, às vezes, da pelve. Esse exame capta várias imagens do seu corpo de diferentes ângulos com o uso de raios X.

Exames de imagem

Os exames de imagens são usados para tirar fotos indolores do interior do seu corpo. Você se deitará em uma maca que se moverá para dentro do túnel do aparelho. Você precisará ficar quieto durante o exame. Será solicitado que você segure a respiração. O exame é rápido. As imagens serão vistas no computador por um médico que procurará sinais de câncer.

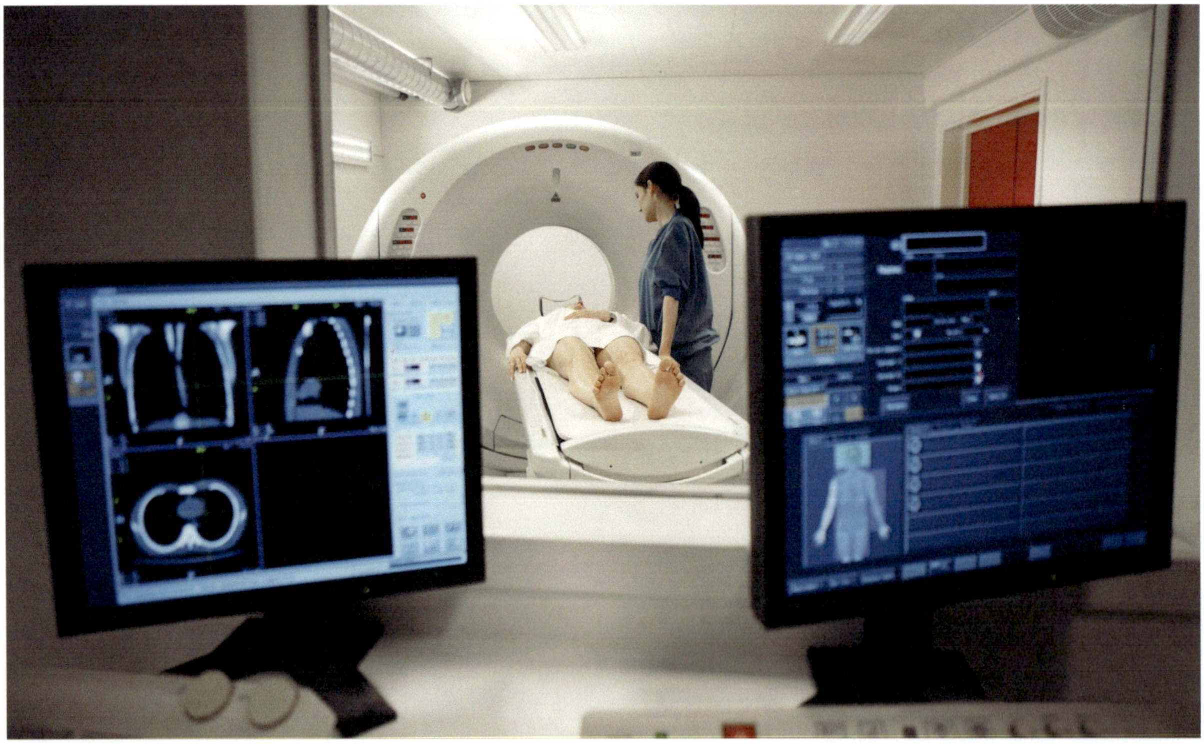

Será usado contraste. Um computador combina as fotos para formar uma imagem 3D.

Exame de imagem do cérebro

A RM pode detectar pequenos tumores no cérebro. Ele usa um campo magnético e ondas de rádio para fazer imagens. Será usado contraste. Se não for possível fazer uma RM, você pode fazer uma TC com contraste da cabeça.

PET/TC da base do crânio aos joelhos

A tomografia computadorizada por emissão de pósitrons (PET scan) usa uma câmera especial que detecta um açúcar radioativo injetado. As células cancerosas usam rapidamente esse açúcar. Combinar PET com TC pode detectar pequenos cânceres que não são encontrados somente pela TC.

O profissional de saúde pode solicitar um PET/TC para esclarecer ou verificar os resultados da TC. Esse exame se estenderá da base do crânio até os joelhos. Se não for possível fazer um PET/TC, você pode fazer uma cintilografia óssea.

Exames de imagens ósseas

Se um exame de imagem inicial sugerir um câncer de estágio limitado, você pode passar por um exame de imagem óssea.

Pode ser usado raio X ou RM. Se esse exame de imagem não detectar câncer, você pode precisar de uma biópsia dos ossos.

Queremos o seu feedback!

Nosso objetivo é fornecer informações úteis e fáceis de entender sobre câncer.

Responda à nossa pesquisa e nos diga o que fizemos corretamente e o que poderíamos melhorar.

NCCN.org/patients/feedback

Biópsias

Se o exame de imagem sugerir que você pode ter CPCP, o profissional de saúde solicitará mais testes para estadiamento adicional. Os profissionais de saúde precisam saber o estágio correto do câncer para fazer o plano terapêutico.

Biópsia do líquido pleural

Os pulmões são cobertos por duas camadas de tecido chamadas de pleura. Há líquido entre essas duas camadas. Algumas pessoas com câncer de pulmão têm um excesso desse líquido, que é chamado de derrame pleural.

Se tiver um derrame pleural, uma biópsia é necessária. Uma biópsia com agulha, chamada toracocentese, pode ser usada para remover um pouco de líquido para exame. Se o resultado for inconclusivo, uma toracoscopia pode ser feita. A toracoscopia envolve fazer pequenas aberturas chamadas acessos no tórax. Pequenas ferramentas são inseridas pelos acessos para remover tecido.

A toracoscopia também é chamada de videotoracoscopia (VATS).

Biópsia da medula óssea

A maioria dos ossos tem um núcleo macio chamado de medula. Os exames de sangue podem sugerir que o câncer se disseminou para a medula óssea. Nesse caso, podem ser necessários exames na medula óssea.

Há dois métodos para remover a medula óssea, que podem ser feitos ao mesmo tempo.

- Uma biópsia da medula óssea remove o núcleo do osso e a medula óssea macia.
- A aspiração da medula óssea remove a medula óssea líquida.

Biópsia dos linfonodos

O espaço entre os pulmões é chamado de mediastino. Esse espaço contém muitos aglomerados de tecido que combatem doenças chamados linfonodos. O câncer de pulmão tende a se disseminar de dentro do pulmão para esses gânglios.

Se um câncer de estágio 1 ou 2A puder ser tratado com cirurgia, uma biópsia dos gânglios mediastinais é necessária. A biópsia é usada para confirmar que não há câncer nesses linfonodos. A biópsia desses gânglios pode ser feita por mediastinoscopia, mediastinotomia, biópsia guiada por ultrassonografia endobrônquica ou esofágica, ou VATS.

Biópsias de estadiamento para câncer de estágio limitado

Se o câncer pode ser de estágio limitado, uma biópsia poderá ser necessária. A biópsia confirmará que o câncer não se disseminou para fora do pulmão. A imagem superior mostra uma biópsia de ossos e da medula óssea. A imagem inferior mostra um procedimento chamado de biópsia guiada por ultrassonografia endoscópica. O tecido pode ser removido com a ferramenta de investigação que é inserida na garganta.

Aspiração e biópsia de medula óssea

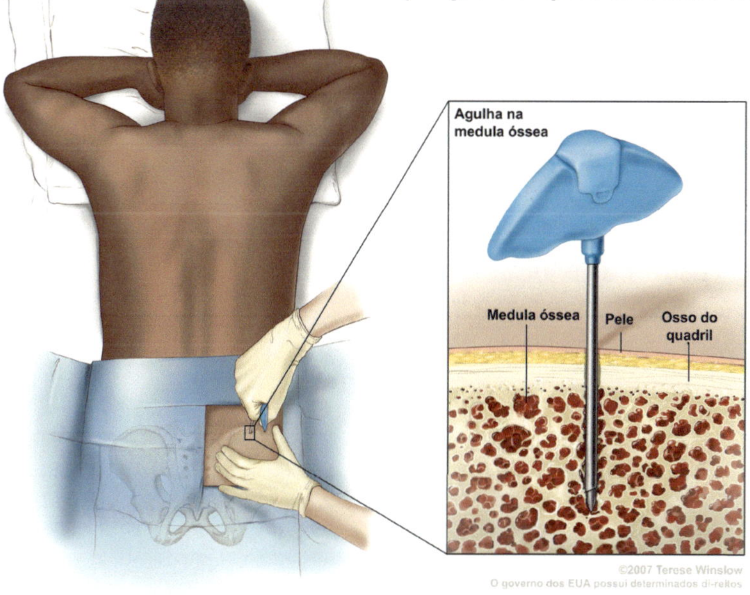

Ultrassonografia endoscópica (EUS)

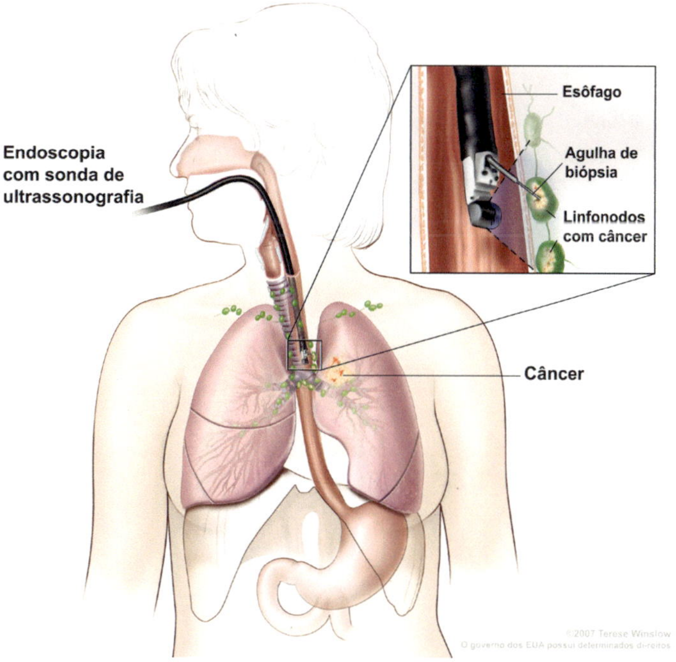

Exames de células cancerosas

O tecido do corpo que é removido durante a biópsia ou a cirurgia será enviado a um laboratório para exame. Um patologista examinará e testará as amostras.

Patologistas são profissionais de saúde especialistas em tecidos e células, e no diagnóstico de câncer.

Análise patológica

Os patologistas estudam o tecido com um microscópio para classificar a doença. Isso é chamado de tipagem histológica. O patologista registrará os resultados em um laudo. O laudo patológico informará se o câncer teve início no pulmão ou em outro órgão. Se o câncer teve início no pulmão, o laudo também listará o tipo de câncer de pulmão.

Os patologistas estudam o tecido para identificar o estadiamento do câncer. Antes do tratamento, você pode ter outras amostras de tecido removidas além do tumor pulmonar. Um exemplo são os linfonodos. Os linfonodos também são removidos durante o tratamento cirúrgico. O patologista estudará o tecido das células cancerosas. Os profissionais de saúde usam os resultados de patologia para estadiar o câncer.

Os patologistas usam o tecido para avaliar os resultados do tratamento. Se você fez uma cirurgia para tratamento, o patologista estudará a borda do tecido removido para identificar a presença de células cancerosas. Os profissionais de saúde usam os resultados de patologia para planejar as próximas etapas de tratamento.

Todos os laudos patológicos serão enviados aos profissionais de tratamento oncológico. Antes do tratamento, você pode ter outras amostras de tecido removidas além do pulmão.

Peça uma cópia dos laudos patológicos. Os profissionais de saúde analisarão os resultados com você. Anote e faça perguntas. Os profissionais de saúde usarão os laudos para planejar o seu tratamento.

Pontos importantes

- Os profissionais de saúde solicitarão exames para saber mais sobre a sua saúde e o câncer. Eles farão um planejamento terapêutico para você com base nos resultados.
- Os profissionais de saúde examinarão seu corpo em busca de sinais de doença. O exame incluirá tocar partes do seu corpo para verificar se algo parece estar fora do normal.
- Os profissionais de saúde avaliarão sua capacidade de executar atividades do dia para decidir suas opções de tratamento.
- Os profissionais de saúde solicitarão exames de sangue. Exames de sangue são usados para avaliar a saúde geral e para saber para onde o câncer pode ter se disseminado.
- Exames de TC e RM são inicialmente usados para procurar pela disseminação do câncer. PET/TC pode ajudar a detectar o câncer não encontrado somente pela TC. Se não for detectado câncer nos ossos pelo exame de imagem inicial, você pode fazer raios X ou RM dos ossos.
- Se o exame de imagem não detectar câncer fora dos pulmões, você pode fazer biópsias do líquido pleural, da medula óssea ou dos linfonodos entre os pulmões.
- Para câncer de estágio limitado, seus pulmões serão examinados para avaliar se a cirurgia ou a radioterapia são opções.

“Cuide da sua saúde mental e emocional. Organize-se e prepare-se para ser seu próprio defensor. Faça as perguntas difíceis. Compre um caderno de anotações e o leve a todas as consultas para anotar o que for dito.”

4

Tratamento inicial

O tratamento inicial para câncer de pulmão de células pequenas tem bons resultados para muitas pessoas. As opções de tratamento se baseiam no estágio do câncer e em outros fatores. Discuta com a equipe de tratamento quais opções neste capítulo são as corretas para você.

Avanços no tratamento

O tratamento clássico para câncer de pulmão de células pequenas (CPCP) é a quimioterapia. A quimioterapia é um tipo de tratamento para todo o corpo (terapia sistêmica). Ela se desloca pela corrente sanguínea até as células cancerosas. Ela funciona ao impedir que as células cancerosas produzam mais células cancerosas.

Os pesquisadores estudaram quais fármacos quimioterápicos funcionam melhor. Os tratamentos iniciais incluem dois tipos de fármacos quimioterápicos, um deles é feito de platina. Isso se chama quimioterapia dupla com base em platina.

Tratamento baseado no estágio

O estadiamento do câncer alterou a prática de tratamento. As equipes de tratamento planejam com mais precisão o tratamento ao usar estágios de câncer.

- O estágio limitado inclui cânceres que são estágios 1 a 3 e podem ser tratados com radiação e quimioterapia, com o objetivo de cura da doença.
- O estágio extensivo inclui cânceres, incluindo o estágio 4, que não podem ser tratados com altas doses de radiação, mas podem ser tratados com quimioterapia e imunoterapia. A radiação nesse estágio não cura o câncer.

Terapia sistêmica

A terapia sistêmica para câncer de pulmão inclui quimioterapia e imunoterapia. Com frequência, a quimioterapia é um líquido que é injetado lentamente na veia, chamado de infusão; às vezes, é um comprimido. A imunoterapia é administrada somente por infusão. A terapia sistêmica é administrada em ciclos de dias de tratamento seguidos por dias de repouso. Os ciclos dão ao seu corpo a chance de se recuperar depois de receber o tratamento.

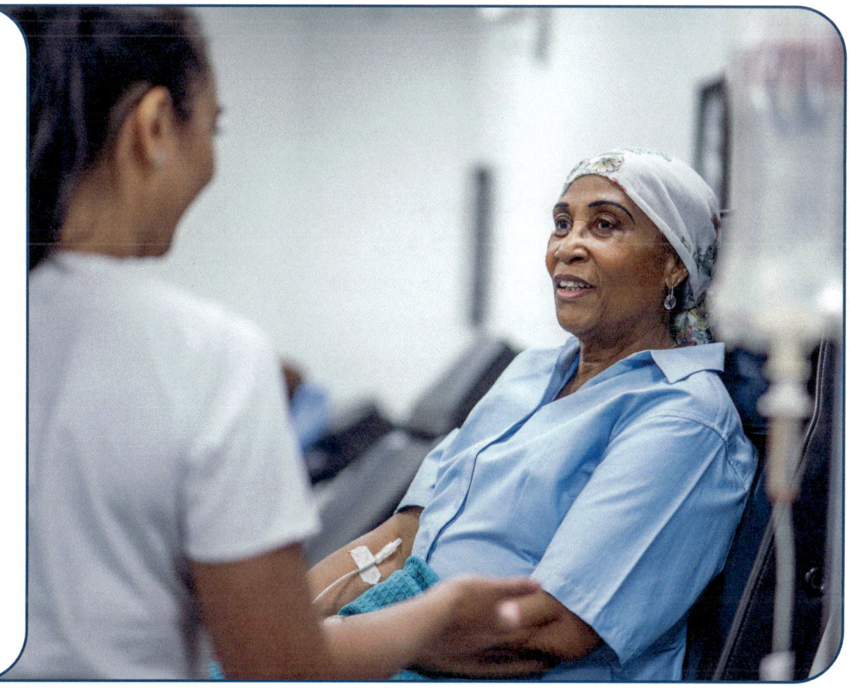

A radioterapia usa raios X de alta energia para tratar o câncer de pulmão. Ela danifica as células cancerosas. As células cancerosas morrem ou param de produzir novas células cancerosas. A radioterapia é um tratamento local. Técnicas modernas ajustam a dose de radiação ao tumor para poupar o tecido saudável.

A radioterapia tem um papel em todos os estágios do câncer de pulmão. Ela é principalmente usada para tentar curar o câncer de estágio limitado e reduzir determinados sintomas causados pelo câncer de estágio extensivo. A cirurgia é outro tratamento local usado para curar alguns cânceres de estágio limitado.

Novos tratamentos

O tratamento de câncer de estágio extensivo melhorou nos últimos anos. Um avanço é a inclusão de imunoterapia. A imunoterapia é uma terapia sistêmica, como a quimioterapia. Ela usa a defesa do corpo, chamada sistema imunológico, contra a doença para destruir as células cancerosas.

"Sua equipe médica é seu maior recurso e sua maior amiga, principalmente o corpo de enfermeiras e enfermeiros. Essas pessoas são altamente qualificadas e genuinamente dedicadas a ajudar você sempre que puderem."

Radioterapia

A radioterapia de feixe externo (EBRT) é o método mais comum usado para tratamento. Um aparelho grande produz eixos de radiação que são ajustados à forma do tumor. A maior dose de radiação é direcionada ao câncer. Uma dose menor é administrada ao tecido próximo. Você não sentirá nada durante a sessão de tratamento. O tratamento não o deixará radioativo.

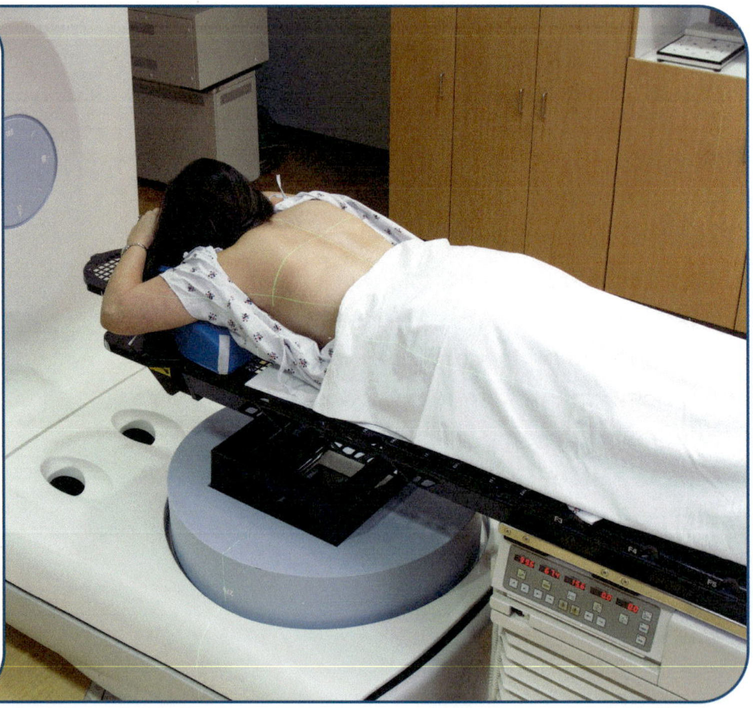

Opções para câncer de estágio limitado

O objetivo do tratamento inicial para câncer de estágio limitado é a cura do câncer.
A quimioterapia costuma ser usada com tratamento local. As opções para o tratamento inicial de câncer de estágio limitado estão listadas no **Guia 3.**

A maioria das pessoas recebe quatro ciclos de quimioterapia. Um ciclo costuma durar de 21 a 28 dias. O câncer de estágio limitado é tratado com cisplatina e etoposídeo ou carboplatina e etoposídeo. Descobriu-se recentemente que a imunoterapia pode ser útil depois do tratamento com quimiorradiação inicial.

Quimiorradiação

A maioria dos cânceres de estágio limitado é tratada com quimioterapia e radioterapia. Esse tratamento combinado é chamado de quimiorradiação.

A quimiorradiação concorrente é o uso de ambos os tratamentos ao mesmo tempo. A radioterapia deve ser iniciada durante o primeiro ou segundo

Guia 3
Opções para o tratamento inicial de CPCP estágio limitado

Estágios de câncer 1A, 1B e 2A	• Quimiorradiação concorrente
	• Lobectomia e dissecação ou amostragem dos linfonodos seguidas por:
	  • Quimioterapia, se não for encontrado câncer nos linfonodos.
	  • Quimioterapia, quimiorradiação concorrente ou quimiorradiação sequencial se for encontrado câncer somente nos linfonodos nos pulmões.
	  • Quimiorradiação concorrente ou quimiorradiação sequencial se for encontrado câncer nos linfonodos entre os pulmões.
	• Radiação seguida por quimioterapia

Estágios de câncer 2B, 3A, 3B e 3C	**Pontuação de desempenho 0, 1 ou 2** • Quimiorradiação concorrente
	Pontuação de desempenho 3 ou 4 causada pelo câncer • Quimioterapia • Quimiorradiação concorrente • Quimiorradiação sequencial
	Pontuação de desempenho 3 ou 4 não decorrente de câncer • Tratamento individualizado incluindo terapia de apoio

ciclo da quimioterapia. A quimiorradiação sequencial é o uso de um tratamento seguido por outro. Há vantagens e desvantagens, e você terá uma discussão sobre os riscos e benefícios de cada abordagem.

O status de desempenho é sua capacidade de fazer as atividades do dia a dia. Doenças como câncer podem limitar o que você pode fazer. Os profissionais de saúde usam o status de desempenho para decidir quais tratamentos podem ser seguros para você.

Baixas pontuações de desempenho representam uma melhor capacidade de autocuidado. A quimiorradiação pode não ser uma opção quando as pontuações forem altas.

Cirurgia

Algumas pessoas com estágio limitado 1 ou 2A podem estar aptas a uma cirurgia. Não pode haver câncer nas amostras da biópsia dos linfonodos entre os pulmões. O tumor no pulmão costuma ser removido durante uma cirurgia chamada lobectomia. Se o câncer estiver em somente um

Lobectomia

A lobectomia é um tipo de cirurgia que remove um lobo inteiro do pulmão. A cirurgia pode ser feita com um de dois métodos. O método clássico é a toracotomia. Essa cirurgia remove o tecido por meio de uma grande abertura no tórax.

A toracoscopia é o método mais recente. Uma pequena câmera e instrumentos cirúrgicos são inseridos por pequenas aberturas. A toracoscopia pode ser feita com ou sem a ajuda de um robô. A toracoscopia também é chamada de videotoracoscopia (VATS).

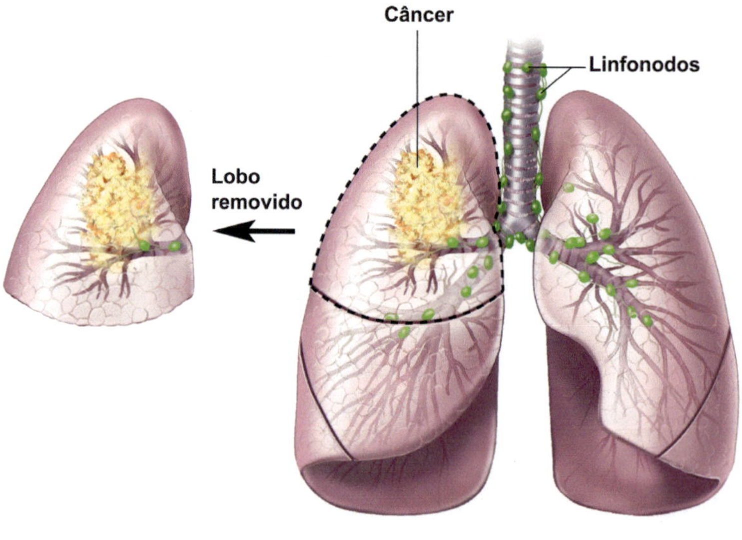

lobo dos pulmões, a lobectomia remove todo o lobo do pulmão.

Durante a cirurgia, os linfonodos também serão removidos para testá-los para câncer. Uma amostragem dos linfonodos remove alguns gânglios dos pulmões e entre eles.

Uma dissecação dos linfonodos remove o máximo possível de gânglios do pulmão e entre eles.

Algumas células cancerosas de difícil detecção quase sempre são deixadas para trás, mesmo depois da cirurgia. Então, você receberá quimioterapia depois da cirurgia para tratar células cancerosas remanescentes. O tratamento para essa finalidade é chamado de terapia adjuvante.

A radioterapia no tórax pode também ser recebida ao mesmo tempo ou de modo consecutivo. Ela pode melhorar os resultados se o câncer for nos linfonodos mediastinais.

SABR

A radioterapia estereotáxica ablativa (SABR) pode ser uma opção para pessoas que não fazem uma cirurgia. A SABR também é chamada de terapia de radiação corporal estereotáxica (SBRT).

A SABR administra uma alta dose de radiação em uma área precisa. Depois disso, você receberá terapia sistêmica para tratar quaisquer células cancerosas remanescentes. O tratamento para essa finalidade é chamado de terapia adjuvante.

"Permita-se aceitar que existem dias árduos, momentos difíceis ou decepções. Conversar com um especialista em saúde comportamental pode ajudar você a se preparar para as mudanças emocionais que você pode enfrentar."

Opções para câncer de estágio extensivo

Os objetivos de tratamento para o câncer de estágio extensivo são o controle de sintomas e o prolongamento da vida. A terapia sistêmica é o principal tratamento.

Você provavelmente receberá quatro ciclos de 21 dias de quimioimunoterapia, mas algumas pessoas receberão até seis ciclos. Isso costuma ser seguido por somente imunoterapia.

As opções para a terapia sistêmica inicial de câncer de estágio extensivo estão listadas no **Guia 4.**

Quimioimunoterapia

O tratamento preferencial para o câncer de estágio extensivo é a quimioimunoterapia. A quimioterapia dupla com base em platina é administrada com um medicamento de imunoterapia chamado inibidor do ponto de controle. Os inibidores do ponto de controle imunológicos permitem que as células imunológicas chamadas células T ataquem as células cancerosas.

Depois da quimioimunoterapia, você poderá ficar no inibidor do ponto de controle se os resultados do tratamento mostrarem que o tumor está estável/não está piorando, não está crescendo e não se disseminou. Isso é chamado de manutenção. O objetivo do tratamento de manutenção é prolongar os bons resultados do tratamento.

- Atezolizumabe de manutenção é recebido a cada 21 ou 28 dias, dependendo do esquema.
- Durvalumabe de manutenção é recebido a cada 28 dias. Em geral, as pessoas recebem infusões para atrasar a piora do câncer.

Quimioterapia

Nem todos os cânceres de pulmão devem ser tratados com imunoterapia. A imunoterapia pode não ser segura se você estiver muito doente. Além disso, ela pode enfraquecer seu sistema imunológico se você tiver uma doença autoimune.

Guia 4
Opções para a terapia sistêmica inicial de CPCP de estágio extensivo

Opções preferenciais	• Carboplatina, etoposídeo e atezolizumabe seguidos por manutenção com atezolizumabe • Carboplatina, etoposídeo e durvalumabe seguidos por manutenção com durvalumabe • Cisplatina, etoposídeo e durvalumabe seguidos por manutenção com durvalumabe
Outras opções	• Carboplatina e etoposídeo • Cisplatina e etoposídeo
É útil, às vezes	• Carboplatina e irinotecano • Cisplatina e irinotecano

As doenças autoimunes incluem doença de Crohn, colite ulcerativa e lúpus. Quando a imunoterapia não for uma opção, você pode receber somente quimioterapia.

Radioterapia

Além da terapia sistêmica, você pode receber radioterapia. A radioterapia pode reduzir (aliviar) os sintomas causados pelo câncer de pulmão, como:

- Inchaço causado pelo câncer bloqueando uma veia chamada veia cava superior.
- Dor nos ossos porque o câncer afeta os ossos.
- Dor nas costas porque o câncer pressiona a medula espinhal.
- Dificuldades para respirar porque o câncer bloqueia as vias respiratórias.
- Cefaleias decorrentes de câncer de pulmão no cérebro.

O tratamento do cérebro costuma envolver radiação em todo o cérebro, que é chamado de radioterapia completa do cérebro (WBRT).

Algumas pessoas podem receber uma alta dose de radiação somente na área afetada do cérebro.

Quando o câncer de pulmão tiver se disseminado para o cérebro, a radioterapia é, às vezes, recebida antes de causar sintomas.

Durante a terapia sistêmica, o profissional de saúde avaliará o estado do câncer. Após cada dois ciclos, você fará exames de RM ou TC do cérebro. Contraste deve ser usado com TC. Se o câncer piorar, a radioterapia do cérebro será iniciada.

Quais são as técnicas de EBRT?

A radioterapia de feixe externo (EBRT) é o método de tratamento com radiação mais comum para CPCP. Ela pode ser administrada por meio de várias técnicas:

- A radioterapia de intensidade modulada (IMRT) utiliza feixes de raio X que correspondem estreitamente à forma do alvo e poupam tecido mais normal.
- A arcoterapia volumétrica modulada (VMAT) utiliza IMRT em forma de arco em volta do tumor.
- A radioterapia tridimensional conformacional (3D-CRT) utiliza um feixe de raio X que corresponde à forma do alvo, mas não pode ser tão focada quanto a IMRT.

O tratamento oncológico com IMRT, VMAT e 3D-CRT, em geral, é feito de segunda a sexta e termina em cerca de seis semanas. A radioterapia para sintomas termina em até dez sessões. Novas técnicas para tumores pequenos também terminam em menor tempo:

- A radiocirurgia estereotáxica (SRS) trata tumores pequenos com feixes de raio X de alta dose e muito precisos.
- Quando a SRS é utilizada para tratar tumores que não são no cérebro ou na coluna, ela é chamada de radioterapia estereotáxica ablativa (SABR).

A SRS é finalizada em uma ou mais sessões. A SABR é administrada duas ou três vezes por semana. O tratamento termina em cerca de 1 semana e meia.

Resposta ao tratamento

A resposta ao tratamento se refere à melhora da pessoa com o tratamento e à diminuição do câncer. Muitos CPCP respondem fortemente ao tratamento inicial. O tempo de avaliação da resposta ao tratamento é diferente entre os tipos de tratamento e o estágio do câncer.

Para câncer de estágio limitado, a resposta ao tratamento deve ser avaliada:

- Depois da quimiorradiação concorrente.
- Durante a quimiorradiação sequencial e após o tratamento.
- Durante a terapia sistêmica (sem radioterapia) e após o tratamento.

Para câncer de estágio extensivo, a resposta ao tratamento deve ser avaliada:

- Após cada 2 a 3 ciclos de terapia sistêmica e após o tratamento.

Para avaliar a resposta ao tratamento, você repetirá alguns exames de sangue e de imagem.

Os profissionais de saúde avaliarão a resposta ao tratamento com base nos resultados do exame. São quatro possíveis respostas ao tratamento:

- A remissão completa é o resultado mais efetivo. Não há sinais de câncer.
- A remissão parcial significa que os tumores diminuíram e os resultados dos exames de sangue estão voltando ao normal.
- Doença estável é menos que remissão parcial. O câncer não está piorando.
- A doença progressiva é o câncer piorando. As opções de tratamento para a doença progressiva são as mesmas que para recidiva listadas no capítulo 5.

Radioterapia adicional

Depois da avaliação da resposta ao tratamento, você pode receber radioterapia. A irradiação craniana profilática (ICP) é uma opção para câncer de estágio limitado e extensivo.

Algumas pessoas com câncer em estágio extensivo também podem receber radioterapia no tórax.

Irradiação craniana profilática

A ICP é uma baixa dose de radiação no cérebro para evitar que o câncer se alastre para o cérebro. Pesquisadores de câncer ainda estão investigando quais pacientes mais se beneficiam desse tratamento.

Ela pode ser uma opção se alguma destas condições se encaixar no seu caso:

- Houve uma remissão total ou parcial do câncer.
- Não há sinais ou sintomas de câncer de pulmão no cérebro.
- Você não tem problemas com coisas como a memória.
- Sua saúde não limita amplamente suas atividades diárias.

Para alguns cânceres de estágio limitado, a ICP pode evitar tumores do câncer de pulmão no cérebro e prolongar a vida. Para câncer no estágio extensivo, a ICP pode evitar ou atrasar a formação de tumores de câncer de pulmão no cérebro.

A decisão de fazer esse tratamento é individual, após a pessoa discutir os prós e contras nesse cenário específico. Uma alternativa a esse tipo de tratamento é adiar o tratamento, mas fazer uma RM ou TC do cérebro a cada seis meses.

Radioterapia no tórax

Se a terapia sistêmica atingir uma remissão completa ou parcial do câncer em estágio extensivo, a radiação no tórax pode ser usada para tratar qualquer neoplasia que restar. O tratamento para essa finalidade é chamado de terapia de consolidação.

A radiação de tórax pode evitar a volta do câncer ao tórax e prolongar a vida.

"Não importa minha aparência, não tem a ver com quem sou. Seja positivo e fique firme."

Ensaios clínicos

O tratamento também pode estar disponível como parte de um ensaio clínico. Um ensaio clínico é um tipo de estudo clínico e um modo vital de avaliar novos métodos de tratamento.

Depois de serem desenvolvidas e testadas em um laboratório, as possíveis novas maneiras de combater o câncer precisam ser estudadas nas pessoas. Se for descoberto que é seguro e eficiente em um ensaio clínico, o fármaco, o dispositivo ou a abordagem de tratamento pode receber aprovação da FDA (Agência de Administração de Alimentos e Medicamentos).

Todas as pessoas com câncer devem considerar cuidadosamente todas as opções de tratamento disponíveis para seu tipo de câncer, incluindo tratamentos padrão e ensaios clínicos. Converse com o profissional de saúde para saber se um ensaio clínico faz sentido para o seu caso.

Fases

A maioria dos ensaios clínicos de câncer tem o tratamento como foco. Os ensaios clínicos de tratamento são feitos em fases.

- Ensaios de **fase 1** estudam a dose, a segurança e os efeitos colaterais de um medicamento experimental ou de uma abordagem de tratamento. Eles também buscam sinais iniciais de que o medicamento ou a abordagem são úteis.
- Ensaios de **fase 2** estudam como funciona o medicamento ou a abordagem em relação a um tipo específico de câncer.
- Ensaios de **fase 3** testam o medicamento ou a abordagem em relação a um tratamento padrão. Se os resultados forem bons, ele pode ser aprovado pela FDA.
- Ensaios de **fase 4** estudam a segurança de longo prazo e os benefícios de um tratamento aprovado pela FDA.

Quem pode se inscrever?

Todos os ensaios clínicos têm regras para a inscrição, chamadas de critérios de elegibilidade. As regras podem incluir idade, tipo e estágio do câncer, histórico de tratamento ou saúde geral. Esses requisitos asseguram que os participantes sejam parecidos em modos específicos para comparar como respondem a um tratamento específico.

Termo de consentimento livre e esclarecido

Ensaios clínicos são controlados por um grupo de especialistas chamado de equipe de pesquisa. A equipe de pesquisa revisará o estudo com você em detalhes, incluindo a finalidade e os riscos e benefícios da participação. Todas essas informações também são fornecidas em um termo de consentimento livre e esclarecido. Esse acordo confirma que você foi totalmente informado sobre a sua participação no ensaio clínico. Leia o termo com atenção e faça perguntas antes de assiná-lo. Discuta o assunto com a família, com amigos ou com outras pessoas nas quais confia. Lembre-se de que você pode sair e procurar tratamento fora do ensaio clínico a qualquer momento.

Dar início à conversa

Não espere o profissional de saúde falar de ensaios clínicos. Dê início à conversa e se informe sobre todas as opções de tratamento. Pergunte se há um ensaio clínico disponível para o seu caso. Se achar um estudo para o qual pode ser elegível, pergunte à equipe de tratamento se você cumpre os requisitos. Se já iniciou um tratamento padrão, você pode não ser elegível para determinados ensaios clínicos. Tente não ficar desmotivado se não conseguir se inscrever. Novos ensaios clínicos sempre ficam disponíveis.

Perguntas frequentes

Há muitos mitos e conceitos errôneos em relação a ensaios clínicos. Os possíveis benefícios e riscos não são muito bem compreendidos por muitas pessoas com câncer.

Vou receber placebo?

Placebos (versões inativas de medicamentos reais) quase nunca são usados sozinhos em ensaios clínicos de câncer. É comum receber um placebo com um tratamento padrão ou um novo medicamento com um tratamento padrão. Você será informado se o placebo faz parte de um ensaio clínico antes da sua inscrição.

Preciso pagar para participar de um ensaio clínico?

Não há pagamento para se inscrever em um ensaio clínico. O patrocinador do estudo paga as despesas relacionadas ao estudo, incluindo o medicamento em estudo. Você pode, no entanto, ter custos indiretamente relacionados ao ensaio clínico, como custos de transporte ou cuidados infantis devido a consultas extras. Durante o ensaio clínico, você continuará a receber o tratamento oncológico padrão. Esse tratamento é cobrado do plano de saúde, e costuma ser coberto por ele. Você é responsável pelos copagamentos e por quaisquer custos para esse tratamento que não forem cobertos pelo plano de saúde.

Como encontrar um ensaio clínico

Nos Estados Unidos

Centros de câncer da NCCN
NCCN.org/cancercenters

National Cancer Institute (NCI)
cancer.gov/about-cancer/treatment/clinical-trials/search

No mundo todo

Biblioteca Nacional de Medicina dos Estados Unidos (NLM)
clinicaltrials.gov

Precisa de ajuda para encontrar um ensaio clínico?

Serviço de informações sobre o câncer (CIS) do NCI
1.800.4.CANCER (1.800.422.6237)
cancer.gov/contact

Terapia de apoio

A terapia de apoio busca melhorar a sua qualidade de vida. Às vezes, também é chamada de cuidados paliativos, mas é mais do que isso. A terapia de apoio é importante para todos e é recomendada a pessoas em todos os estágios de câncer, não apenas a pessoas no fim da vida.

A terapia de apoio pode englobar muitas necessidades. Isso inclui tratamento para problemas de saúde causados pelo câncer ou pelo tratamento oncológico. Você pode obter ajuda para tomar decisões de tratamento. Você pode obter ajuda para a coordenação de cuidados entre profissionais de saúde.

O especialista de terapia de apoio trabalhará com os oncologistas para prestar o melhor atendimento a você. Outros especialistas que podem estar envolvidos no seu tratamento incluem:

- Terapeutas respiratórios
- Especialistas em reabilitação
- Nutricionistas registrados
- Assistentes sociais

Efeitos colaterais

Todos os tratamentos oncológicos podem causar problemas de saúde indesejáveis. Esses problemas de saúde são chamados de efeitos colaterais. Alguns efeitos colaterais podem ser nocivos à sua saúde. Outros podem apenas ser desagradáveis.

Os efeitos colaterais dependem de muitos fatores. Esses fatores incluem o tipo de tratamento, a duração ou a dose de tratamento, e a pessoa. Muitos efeitos do tratamento se resolvem ao fim da terapêutica, como:

- Náusea e vômito devido à quimioterapia.
- Efeitos colaterais, como febre, erupção cutânea ou inflamação nos órgãos vitais (como inflamação nos pulmões, no fígado ou na tireoide) de um inibidor do ponto de controle.
- Fadiga e alterações na pele devido à radioterapia.
- Dor e inchaço devido à cirurgia.

Os efeitos de longo prazo começam durante o tratamento e continuam depois que o tratamento chega ao fim. Com menos frequência, os efeitos começam muito tempo depois que o tratamento terminou. Peça à equipe de tratamento uma lista completa dos efeitos colaterais dos seus tratamentos.

Além disso, informe a sua equipe de tratamento sobre quaisquer novos sintomas ou sua piora. Pode haver modos de ajudar você a se sentir melhor. Também há modos de evitar alguns efeitos colaterais. Um exemplo é um medicamento chamado memantina, que ajuda a evitar o declínio nas habilidades de raciocínio após a ICP.

Pontos importantes

- Houve avanços no tratamento de câncer de pulmão com o uso dos sistemas de estadiamento e por meio do uso de novos medicamentos.
- As opções para tratamento inicial de câncer de estágio limitado incluem quimiorradiação, radioterapia estereotáxica ablativa (SABR) e cirurgia. Depois do tratamento inicial, você pode receber quimioterapia com ou sem radioterapia.
- As opções para o tratamento inicial de câncer de estágio extensivo são quimioimunoterapia e quimioterapia. Algumas pessoas recebem radioterapia para evitar ou aliviar os sintomas causados pelo câncer.
- A resposta ao tratamento será avaliada. Você pode receber radioterapia para o cérebro ou tórax se as condições adequadas forem cumpridas.
- Novos modos de combater o câncer são estudadas entre as pessoas em ensaios clínicos. Um ensaio clínico pode ser uma opção além do tratamento adicional.
- A terapia de apoio busca melhorar a sua qualidade de vida. O principal objetivo da terapia de apoio é aliviar os sintomas causados pelo tratamento oncológico.

A terapia de apoio é para todos, não apenas para pessoas no fim da vida.

Use os recursos disponíveis para você e cuide de si, não somente do câncer.

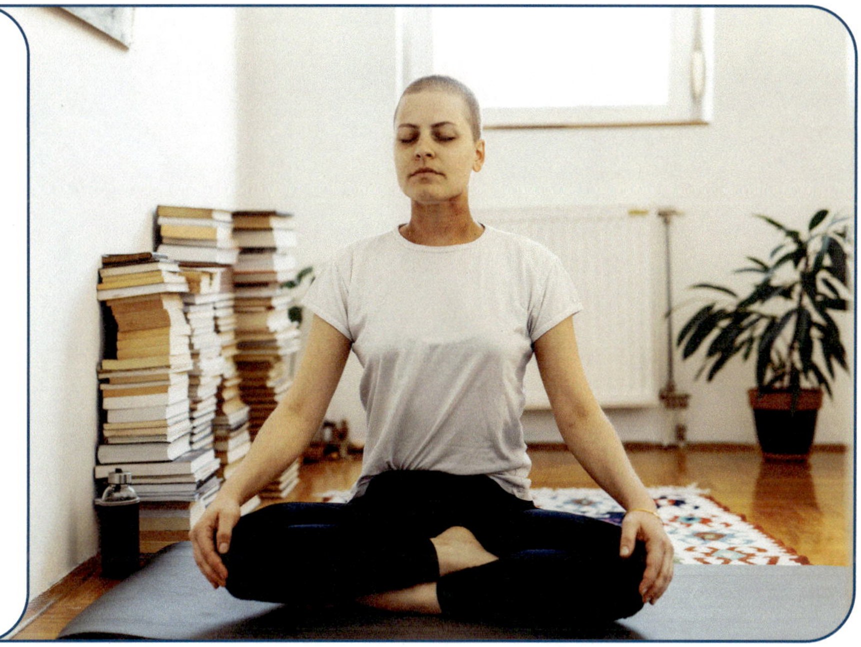

5

Vigilância e tratamento subsequente

Os profissionais de tratamento oncológico prescreverão a você um plano de tratamento no fim do tratamento inicial. Esse plano de tratamento incluirá consultas de acompanhamento, possíveis efeitos tardios e objetivos para uma vida saudável. Este capítulo explica mais sobre o que acontece depois do tratamento.

Consultas de acompanhamento

Você encontrará a equipe de tratamento com frequência depois do fim do tratamento. É muito importante monitorar para identificar o retorno ou a piora do câncer. O retorno do câncer é chamado de recidiva ou recorrência. Exames de rotina para recidiva do câncer são chamados de vigilância. Eles podem encontrar neoplasia inicial e permitir um tratamento oportuno.

Nas consultas de acompanhamento, o profissional de saúde fará uma anamnese e um exame físico. Exames de sangue são solicitados, se necessário. Consulte o **Guia 5** para ver um cronograma das consultas com o profissional de tratamento oncológico.

Guia 5
Com que frequência consultar o profissional de tratamento oncológico depois do tratamento

Câncer de estágio limitado	Durante o primeiro ano	A cada 3 meses
	Durante o segundo ano	A cada 3 meses
	Durante o terceiro ano	A cada 6 meses
	Durante o quarto ano	Uma vez ao ano
	Durante o quinto ano	Uma vez ao ano
	Durante o sexto ano e depois	Uma vez ao ano
Câncer de estágio extensivo	Durante o primeiro ano	A cada 2 meses
	Durante o segundo ano	A cada 3 a 4 meses
	Durante o terceiro ano	A cada 3 a 4 meses
	Durante o quarto ano	A cada 6 meses
	Durante o quinto ano	A cada 6 meses
	Durante o sexto ano e depois	Uma vez ao ano

Exames de imagem

O profissional de saúde solicitará uma TC, um aparelho dentro do qual você deita e que tira vários raios X de uma só vez. Ele pode detectar uma recidiva. TC do tórax, do abdômen e, às vezes, da pelve pode ser feita a cada 2 a 6 meses. Se um novo nódulo no pulmão for detectado, mais testagem será necessária para confirmar que é câncer.

Uma RM (outro aparelho no qual você entra deitado em uma maca e que faz imagens com o uso de magnetos) pode mostrar pequenos tumores no cérebro que não estão causando sintomas. O contraste, um líquido injetado na sua veia que mostra melhor os vasos sanguíneos, pode ser usado.

Se não for possível fazer uma RM, você pode fazer uma TC com contraste da cabeça. A RM do cérebro ou TC de cabeça deve ser feita a cada 3 a 4 meses durante o primeiro ano depois do tratamento. Durante o segundo ano, esse exame de imagem deve ser feito a cada 6 meses.

Controlando os efeitos colaterais

Todos os tratamentos oncológicos podem causar problemas de saúde chamados de efeitos colaterais. Muitos efeitos do tratamento se resolvem rapidamente ao fim da terapêutica. Um exemplo disso são a náusea e o vômito. Os efeitos de longo prazo começam durante o tratamento e continuam depois que o tratamento chega ao fim. Às vezes, mas com menos frequência, os efeitos começam muito depois do fim do tratamento. Eles são chamados de efeitos tardios.

Durante as consultas de acompanhamento, seus profissionais de saúde avaliarão os efeitos colaterais. Eles recomendarão um tratamento para os efeitos colaterais, conforme necessário.

Leia sobre os efeitos comuns em *NCCN Guidelines for Patients: Cuidados na sobrevida para efeitos de longo prazo e tardios relacionados ao câncer,* disponível em NCCN.org/patientguidelines e no aplicativo NCCN Patient Guides for Cancer.

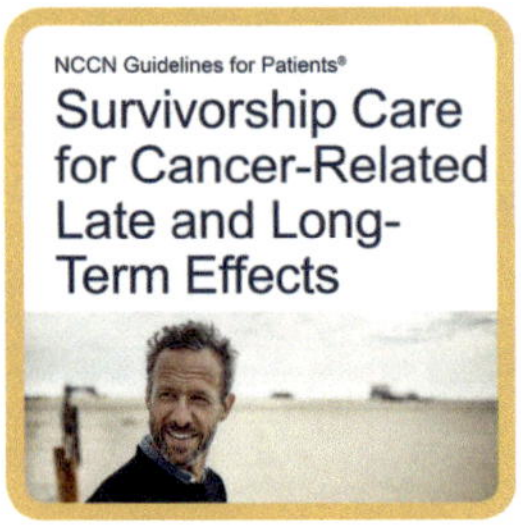

Viver de modo saudável

Outra parte dos cuidados de acompanhamento é evitar doenças. Esse cuidado pode incluir vacinas contra a gripe, herpes, herpes-zóster e outras doenças. Limpeza dental e exames regulares também podem evitar doenças.

Outros objetivos comuns para uma vida saudável incluem:

- Consultar um profissional de saúde regularmente.
- Ser fisicamente ativo e evitar a inatividade.
- Comer alimentos saudáveis.
- Limitar ou evitar a ingestão de álcool.
- Atingir e manter um peso corporal saudável.
- Não usar tabaco.
- Evitar infecções e tomar as vacinas, conforme recomendado.

Leia sobre como evitar uma saúde frágil em *NCCN Guidelines for Patients: Cuidados na sobrevida para uma vida saudável*, disponível em NCCN.org/patientguidelines e no aplicativo NCCN Patient Guides for Cancer.

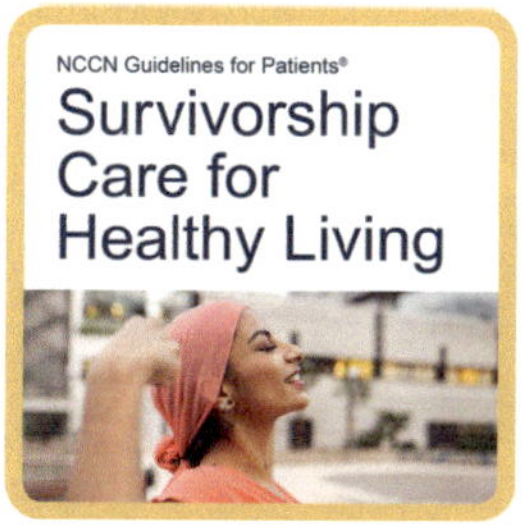

Se tiver alto risco de determinados cânceres, você pode se inscrever em um programa de rastreamento. O rastreamento de câncer é um exame de rotina para cânceres comuns antes que os sintomas de neoplasia tenham início.

Você pode fazer exames de:

- Câncer de próstata
- Câncer de mama
- Câncer cervical
- Câncer colorretal
- Câncer de pele

"Peça ao oncologista uma lista dos possíveis efeitos colaterais antes de cada tratamento. Monitore os efeitos colaterais e os informe ao médico."

Tratamento para recidiva

O CPCP apresenta recidiva na maioria das pessoas. Os profissionais de saúde usam o status de desempenho para decidir quais tratamentos podem ser seguros para você. O status de desempenho é sua capacidade de fazer as atividades do dia a dia.

O status de desempenho consiste em cinco pontuações que variam de 0 a 5. Baixas pontuações representam uma melhor capacidade de autocuidado.

Guia 6
Opções de tratamento para recidiva

Opções preferenciais	Topotecana
	Lurbinectedina
	Ensaio clínico*
	Tarlatamabe-dlle
Outras opções	Paclitaxel
	Docetaxel
	Irinotecano
	Temozolomida
	Ciclofosfamida, doxorrubicina e vincristina (CAV)
	Etoposídeo oral
	Vinorelbina
	Gencitabina
	Nivolumabe
	Pembrolizumabe
	Bendamustina

*Não recomendado para recidiva superior a 6 meses.

Uma opção de tratamento para pessoas com pontuações de desempenho de 0 a 2 é a terapia sistêmica. As opções são diferentes com base em uma recidiva que tenha ocorrido em menos ou mais de 6 meses depois da terapia sistêmica.

Leia o Guia 6 para ver uma lista de opções de tratamento para a doença recidivante.

Se a recidiva ocorrer antes dos seis meses, as opções preferidas são quimioterapia ou um ensaio clínico.

Se a recidiva ocorrer depois de seis meses, a opção preferida é a mesma terapia sistêmica que você recebeu no tratamento inicial. Se a quimioterapia for seu tratamento inicial, você pode fazer quimioterapia novamente para tratar a recidiva de CPCP.

As outras opções são quimioterapia e imunoterapia. Pembrolizumabe (Keytruda) e nivolumabe (Opdivo) são inibidores do ponto de controle.

Se o tratamento for causar mais mal do que bem, a terapia de apoio é uma opção. A terapia de apoio busca melhorar a qualidade de vida. Também é chamada de cuidados paliativos. A terapia de apoio pode incluir radioterapia para o alívio de sintomas.

Pontos importantes

- Os profissionais de saúde vão monitorar para identificar o retorno do câncer de pulmão. Exames regulares para identificar se houve recidiva do câncer são chamados de vigilância.
- Alguns efeitos colaterais do tratamento são de longo prazo ou podem aparecer anos mais tarde.
- Informe a sua equipe de tratamento sobre quaisquer novos sintomas ou sua piora. Há modos de evitar ou tratar a maioria dos efeitos colaterais.
- Se tiver alto risco de determinados cânceres, você pode se inscrever em um programa de rastreamento.
- O tratamento para uma recidiva inclui quimioterapia, imunoterapia e ensaios clínicos. Se o tratamento for causar mais mal do que bem, a terapia de apoio para melhorar sua qualidade de vida é uma opção.

6

Tomando decisões de tratamento

É importante estar confortável com o tratamento oncológico que você escolher. Essa escolha começa com uma conversa franca com a equipe de tratamento.

A escolha é sua

Na tomada de decisões compartilhada, você e a equipe de tratamento compartilham informações, discutem as opções e chegam a um acordo em relação ao planejamento terapêutico. Isso começa com uma conversa franca entre você e a equipe.

As decisões de tratamento são muito pessoais. O que é importante para você pode não ser importante para outra pessoa. Alguns fatores que podem desempenhar um papel em suas decisões:

- O que você quer e como isso pode diferir do que os outros querem.
- Suas crenças religiosas e espirituais.
- Suas opiniões sobre determinados tratamentos.
- Suas opiniões sobre a dor ou os efeitos colaterais.
- O custo do tratamento, o deslocamento aos centros de tratamento e o tempo fora do trabalho ou da escola.
- Qualidade de vida e duração da vida.
- Quão ativo você é e as atividades que lhe são importantes.

Pense sobre o que você quer do tratamento. Discuta abertamente os riscos e os benefícios de tratamentos e procedimentos específicos. Considere as opções e compartilhe as preocupações com a equipe de tratamento. Se você dedicar tempo para construir um relacionamento com a sua equipe, isso o ajudará a se sentir apoiado ao considerar as opções e ao tomar decisões sobre o tratamento.

Segunda opinião

É normal querer começar o tratamento o mais rápido possível. Embora o câncer não possa ser ignorado, há tempo para que outro profissional de saúde analise os resultados de seus exames e sugira um planejamento terapêutico. Isso se chama obter uma segunda opinião, e é uma parte normal do tratamento oncológico. Até mesmo os médicos buscam uma segunda opinião!

O que você pode fazer para se preparar:

- Verificar junto ao seu plano de saúde as regras em relação à segunda opinião. Pode haver custos extras para consultar médicos que não fazem parte do seu plano de saúde.
- Planeje enviar cópias de todos os seus registros ao médico que você consultará para receber uma segunda opinião.

Grupos de apoio

Muitas pessoas diagnosticadas com câncer acham os grupos de apoio úteis. Os grupos de apoio em geral incluem pessoas em diferentes estágios de tratamento. Algumas pessoas podem ter sido diagnosticadas recentemente, enquanto outras podem ter terminado o tratamento. Se o seu hospital ou comunidade não tiver grupos de apoio para pessoas com câncer, confira os sites na Internet listados neste livro.

Perguntas a fazer

Possíveis perguntas a fazer à sua equipe de tratamento estão listadas nas páginas seguintes. Sinta-se à vontade para usar essas perguntas ou crie as suas próprias.

Perguntas sobre exames de câncer

1. Que exames terei de fazer?
2. Os exames têm riscos?
3. Meu plano de saúde pagará todos os exames que você está recomendando?
4. Preciso fazer algo para me preparar para o exame?
5. Devo levar alguém comigo nas consultas?
6. Aonde vou para fazer os exames e quanto tempo vai demorar?
7. Se algum dos exames for doer, o que você fará para me deixar confortável?
8. Quando eu saberei os resultados e quem os explicará para mim?
9. Onde posso obter uma cópia do laudo patológico e outros resultados de exames?
10. Há um portal on-line com os resultados do exame?

Perguntas sobre as opções de tratamento

1. Quais são as minhas opções de tratamento?
2. Um ensaio clínico é uma opção para mim?
3. O que acontecerá se eu não fizer nada?
4. Você sugere outras opções além do que recomenda a NCCN? Se sim, por quê?
5. Como a minha idade, sexo, saúde em geral e outros fatores afetam minhas opções?
6. E se eu estiver grávida ou planejando engravidar?
7. Alguma opção oferece cura ou controle de longo prazo do câncer?
8. Quais são os efeitos colaterais do tratamento?
9. Como faço para ter uma segunda opinião?
10. Quando tempo tenho para decidir sobre o tratamento? Há um assistente social ou alguém que possa me ajudar a decidir?

Perguntas sobre recursos e apoio

1. Com quem posso falar sobre ajuda com acomodação, alimentação e outras necessidades básicas?
2. Que assistência está disponível para transporte, cuidado infantil e assistência domiciliar?
3. Quem pode me dizer quais são as minhas opções de plano de saúde e me ajudar na solicitação de uma cobertura de saúde?
4. Quanto terei de pagar pelo meu tratamento? Que ajuda está disponível para pagar pelos medicamentos e outros tratamentos?
5. Quem pode me ajudar com minhas preocupações sobre trabalho ou escola?
6. Como posso me conectar com outras pessoas e construir um sistema de apoio?
7. Com quem posso falar se não me sinto seguro em casa, no trabalho ou em meu bairro?

Perguntas sobre o que esperar

1. O hospital ou o centro de câncer oferece o melhor tratamento para mim?
2. Tenho escolha de quando começar o tratamento?
3. Quanto tempo o tratamento vai durar?
4. Meu plano cobrirá o tratamento que você recomenda?
5. Há programas para ajudar a pagar o tratamento?
6. Quais serviços e terapia de apoio estão disponíveis para mim e meus cuidadores?
7. Quem eu devo contatar em caso de perguntas ou preocupações se o consultório estiver fechado?
8. Como você vai saber se o tratamento está funcionando?
9. Quais são as chances de piora ou de retorno do câncer?
10. Quais tratamentos de acompanhamento são necessários depois do tratamento?

Perguntas sobre efeitos colaterais

1. Quais são as possíveis complicações e os efeitos colaterais do tratamento?
2. O câncer por si só causa algum efeito colateral?
3. Quais são os efeitos colaterais mais comuns e quanto tempo eles costumam durar?
4. Quais efeitos colaterais são sérios ou um risco de vida?
5. Há efeitos colaterais de longo prazo ou permanentes?
6. Quais sintomas devo informar imediatamente, e com quem entro em contato?
7. O que posso fazer para prevenir ou evitar os efeitos colaterais do tratamento?
8. Algum medicamento piora os efeitos colaterais?
9. A gravidade dos efeitos colaterais diminui ou piora com o tempo?
10. Você vai interromper ou mudar de tratamento se houver efeitos colaterais graves?

Perguntas sobre ensaios clínicos

1. Você recomenda que eu considere um ensaio clínico como tratamento?
2. Como encontro ensaios clínicos dos quais eu possa participar?
3. Quais são os tratamentos utilizados no ensaio clínico?
4. O tratamento já foi usado para outros tipos de câncer?
5. Quais são os riscos e benefícios deste tratamento?
6. Quais os efeitos colaterais que devo esperar? E como eles serão controlados?
7. Quanto tempo vou ficar no ensaio clínico?
8. Poderei receber outro tratamento se isso não funcionar?
9. Como você vai saber que o tratamento está funcionando?
10. Terei de pagar alguma coisa pelo ensaio clínico?

Perguntas sobre a experiência da equipe de tratamento

1. Você tem certificação? Se sim, em que área?
2. Qual é a sua experiência e a experiência da sua equipe no tratamento do tipo de câncer que eu tenho?
3. Quantos pacientes iguais a mim (da mesma idade, gênero, raça) você já tratou?
4. Você consultará especialistas para discutir o meu caso? Quem você vai consultar?
5. Esse tratamento (ou procedimento) é uma parte importante da sua prática profissional? Com que frequência você fez esse tratamento (ou procedimento) no ano passado?
6. Quantos dos seus pacientes tiveram complicações? Quais foram as complicações?

Recursos

American Lung Association
lung.org/lung-health-diseases/lung-disease-lookup/lung-cancer

Cancer*Care*
Cancercare.org

Caring Ambassadors Program, Inc.
LungCancerCAP.org

Free Me from Lung Cancer
freemefromlungcancer.org

GO2 Foundation for Lung Cancer
go2foundation.org

Imerman Angels
Imermanangels.org

LiveLung (Dusty Joy Foundation)
dustyjoy.org

LUNGevity
Lungevity.org

Lung Cancer Action Network (LungCAN)
lungcan.org

Lung Cancer Research Foundation
lungcancerresearchfoundation.org

National Coalition for Cancer Survivorship
canceradvocacy.org

Triage Cancer
triagecancer.org

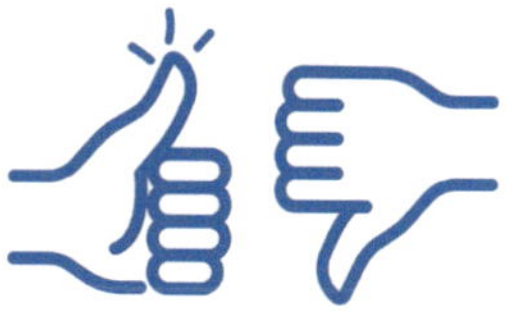

Conte-nos a sua opinião!

Reserve alguns minutos para responder a uma pesquisa on-line sobre as NCCN Guidelines for Patients.

NCCN.org/patients/response

Termos que você precisa conhecer

alvéolos
Os pequenos sacos nos pulmões para os quais os gases são transferidos para dentro e para fora do sangue.

arcoterapia volumétrica modulada (VMAT)
Um tratamento com radiação que é administrado em uma forma de arco em volta do tumor.

biópsia
Um procedimento que retira amostras de líquido ou tecido para serem testadas para identificar uma doença.

biópsia guiada por ultrassonografia endobrônquica
Um procedimento que remove tecido pulmonar com uma agulha em um aparelho de imagem guiado pela traqueia.

biópsia guiada por ultrassonografia esofágica
Um procedimento que remove tecido pulmonar com uma agulha em um aparelho de imagem guiado pelo esôfago.

brônquio
Uma das duas principais vias respiratórias que se estendem até os pulmões.

bronquíolos
Pequenas vias respiratórias nos pulmões.

brônquios
As duas vias respiratórias que se estendem da traqueia até os pulmões.

câncer de pulmão de células não pequenas (CPCNP)
Um câncer que tem início nas células do pulmão que não são pequenas em tamanho.

câncer de pulmão de células pequenas (CPCP)
Um câncer de células do pulmão pequenas e redondas.

carcinoma
Um câncer de células que revestem as superfícies internas ou externas do corpo.

célula neuroendócrina
Uma célula que ajuda a curar células machucadas.

certificação
Um status para os profissionais de saúde que finalizaram o treinamento em um campo especializado de medicina.

cirurgia
Uma operação para remover ou recuperar uma parte do corpo.

cirurgião torácico
Um profissional de saúde especialista na operação de órgãos dentro da cavidade torácica.

contraste
Um corante inserido no corpo para tornar mais nítidas as fotos durante o exame de imagem.

creatinina
Um produto residual dos músculos que é filtrado do sangue para a urina pelos rins.

diagnóstico
A identificação de uma doença com base em exames.

difusão de gás
Um exame que usa um gás inofensivo para avaliar quanto você expira.

efeito colateral
Uma resposta física ou emocional não saudável ou desagradável ao tratamento.

ensaio clínico
Um tipo de pesquisa que avalia o desempenho de exames ou tratamentos de saúde nas pessoas.

espirometria
Um exame que usa um tubo para avaliar a rapidez da sua respiração.

estágio clínico
A classificação da extensão do câncer antes do início do tratamento.

estágio do câncer
Uma classificação do panorama de um câncer com base no seu crescimento e disseminação.

exame físico
Um exame do corpo feito por um especialista de saúde para identificar sinais de doença.

exames de biomarcadores
Exames de moléculas no seu corpo que podem ser uma medida para avaliar a sua saúde.

exames de função hepática
Um exame laboratorial que mede as substâncias químicas produzidas ou processadas pelo fígado.

exames de função pulmonar
Um grupo de exames respiratórios para avaliar a força dos pulmões.

hemograma completo (HC)
Um exame laboratorial que analisa as partes do sangue.

histórico clínico
Um relatório de todos os seus eventos de saúde e medicamentos.

imunoterapia
Um tratamento com medicamentos que ajudam o corpo a encontrar e destruir as células cancerosas.

invasão
O crescimento das células cancerosas de onde elas tiveram início para outro tecido.

irradiação craniana profilática (ICP)
Prevenção de disseminação de câncer para o cérebro com o uso de radioterapia.

linfonodos
Uma pequena estrutura que combate as doenças, em forma de feijão.

lobectomia
Uma operação que remove um lobo inteiro de um órgão.

lobo
Uma divisão claramente vista em um órgão.

mediastino
A área do tórax entre os pulmões.

mediastinoscopia
Um procedimento para intervir no tórax com um dispositivo que passa por pequenos cortes na pele.

metástase
A disseminação do câncer do primeiro tumor para um novo local.

navegador do paciente
Um profissional que ajuda as pessoas a obterem informações de saúde e os serviços de que precisam.

NCCN
National Comprehensive Cancer Network

nitrogênio ureico no sangue (BUN)
A quantidade de nitrogênio ureico, um produto residual, no sangue.

oncologista de radiação
Um profissional de saúde especialista no tratamento de câncer com radiação.

patologista
Um profissional de saúde especialista em examinar células e tecidos em busca de doenças.

pletismografia de câmara corporal
Um exame para saber quanto ar está presente nos seus pulmões depois de inspirar e expirar.

pneumologista
Um profissional de saúde especialista em doenças pulmonares.

prognóstico
O provável curso e desfecho de uma doença com base em exames.

quimiorradiação
Um tratamento oncológico que combina medicamentos que matam as células e raios de alta energia.

quimioterapia
Medicamentos para o câncer que interrompem o ciclo de vida da célula para que elas não aumentam numericamente.

quimioterapia dupla com base em platina
Um tratamento com dois medicamentos que matam células, um deles contém a platina química.

radiocirurgia estereotáxica (SRS)
Tratamento de um tumor no cérebro com alta dose de radiação em uma ou mais sessões.

radiologista torácico
Um profissional de saúde especialista na leitura de exames de imagem do tórax.

radioterapia
Um tratamento que utiliza energia intensa para matar as células cancerosas.

radioterapia completa do cérebro (WBRT)
Tratamento de todo o cérebro com radiação.

radioterapia de feixe externo (EBRT)
Um tratamento oncológico com radiação recebida de um aparelho fora do corpo.

radioterapia de intensidade modulada (IMRT)
Tratamento com radiação que usa pequenos feixes de diferentes intensidades.

radioterapia estereotáxica ablativa (SABR)
Tratamento com alta dose de radiação em uma ou mais sessões. Também chamada de terapia de radiação corporal estereotáxica (SBRT).

radioterapia tridimensional conformacional (3D-CRT)
Um tratamento com radiação que usa feixes correspondentes à forma do tumor.

ressonância magnética (RM)
Um exame que usa ondas de rádio e imãs poderosos para fazer imagens do interior do corpo.

sistema de Administração de Veteranos (VA)
O primeiro sistema criado para estadiar o câncer de pulmão de células pequenas.

sistema respiratório
O grupo de órgãos que transferem gases para dentro e para fora do corpo.

sistema tumor, linfonodos, metástases (TNM)
Um sistema de estadiamento para câncer baseado em três áreas de crescimento de câncer.

status de desempenho
Uma classificação da capacidade da pessoa em fazer as atividades diárias.

terapia de apoio
Cuidados de saúde que incluem o alívio de sintomas, mas não o tratamento do câncer. Às vezes, também chamados de cuidados paliativos.

terapia de manutenção
Uma fase do tratamento que é administrada para prolongar os bons resultados do tratamento.

tomografia computadorizada (TC)
Um exame que usa raios X de diversos ângulos para fazer uma imagem do interior do corpo.

tomografia por emissão de pósitrons (PET)
Um exame que usa material radioativo para ver a forma e função de partes do corpo.

tomografia por emissão de pósitrons/tomografia computadorizada (PET/TC)
Um exame que utiliza dois métodos de fazer imagens para mostrar a forma e a função do tecido.

toracoscopia
Um procedimento para intervir no tórax com um dispositivo que passa por pequenos cortes na pele. Também chamada de videotoracoscopia (VATS).

tumor primário
A massa principal de um determinado tipo de células cancerosas.

ultrassonografia
Um exame que usa ondas sonoras para fazer imagens do interior do corpo.

compartilhe conosco.

Participe da pesquisa e ajude a tornar as NCCN Guidelines for Patients ainda melhores para todos!

NCCN.org/patients/comments

Colaboradores da NCCN

Este guia do paciente se baseia nas NCCN Clinical Practice Guidelines in Oncology (NCCN Guidelines®) para câncer de pulmão de células pequenas, versão 3.2024. Ele foi adaptado, revisado e publicado com a ajuda das seguintes pessoas:

Dorothy A. Shead, mestre em Ciências
Diretora sênior,
Operações de Informação do Paciente

Tim Rinehart
Escritor médico

Susan Kidney
Especialista sênior em Design Gráfico

As NCCN Clinical Practice Guidelines in Oncology (NCCN Guidelines®) para câncer de pulmão de células pequenas, versão 3.2024, foram desenvolvidas pelos seguintes membros do NCCN Panel:

*Apar Kishor P. Ganti, médico, presidente
Fred & Pamela Buffett Cancer Center

Billy W. Loo, Jr., médico, PhD /vice-presidente
Stanford Cancer Institute

Shahed Badiyan, médico
UT Southwestern Simmons Comprehensive Cancer Center

Michael Bassetti, médico
University of Wisconsin Carbone Cancer Center

Christine Bestvina, médica
The UChicago Medicine Comprehensive Cancer Center

Anne Chiang, médica, PhD
Yale Cancer Center/Smilow Cancer Hospital

Christopher A. D'Avella, médico
Abramson Cancer Center, University of Pennsylvania

Megan Daly, médica
UC Davis Comprehensive Cancer Center

Afshin Dowlati, médico
Case Comprehensive Cancer Center/ University Hospitals Seidman Cancer Center and Cleveland Clinic Taussig Cancer Institute

Robert J. Downey, médico
Memorial Sloan Kettering Cancer Center

*Martin Edelman, médico
Fox Chase Cancer Center

*Charles Florsheim, bacharel em Direito
Defensoria do paciente

Kathryn A. Gold, médica
UC San Diego Moores Cancer Center

Jonathan W. Goldman, médico
UCLA Jonsson Comprehensive Cancer Center

John C. Grecula, médico
The Ohio State University Comprehensive Cancer Center – James Cancer Hospital and Solove Research Institute

Christine Hann, médica, PhD
The Sidney Kimmel Comprehensive Cancer Center, Johns Hopkins

Wade Iams, médico
Vanderbilt-Ingram Cancer Center

Maya Khalil, médica
O'Neal Comprehensive Cancer Center, UAB

Jyoti Malhotra, médica
City of Hope National Medical Center

Robert E. Merritt, médico
The Ohio State University Comprehensive Cancer Center – James Cancer Hospital and Solove Research Institute

*Nisha Mohindra, médica
Robert H. Lurie Comprehensive Cancer Center of Northwestern University

Julian R. Molina, médico, PhD
Mayo Clinic Comprehensive Cancer Center

Cesar Moran, médico
The University of Texas MD Anderson Cancer Center

Claire Mulvey, médica
UCSF Helen Diller Family Comprehensive Cancer Center

*Evan Osmundson, médico
Vanderbilt-Ingram Cancer Center

Shiven Patel, médico
Huntsman Cancer Institute, University of Utah

Tejas Patil, médico
University of Colorado Cancer Center

Chinh Phan, doutor em Osteopatia
UC Davis Comprehensive Cancer Center

Saraswati Pokharel, médica
Roswell Park Comprehensive Cancer Center

Sonam Puri, médica
Huntsman Cancer Institute, University of Utah

*Angel Qin, médica
University of Michigan Rogel Cancer Center

Jacob Sands, médico
Dana Farber/Brigham and Women's Cancer Center

*Rafael Santana-Davila, médico
Fred Hutchinson Cancer Center

Michael Shafique, médico
Moffitt Cancer Center

*Misty Shields, médica, PhD
Indiana University Melvin and Bren Simon Comprehensive Cancer Center

Tina Tailor, médica
Duke Cancer Institute

*Saiama N. Waqar, médica
Siteman Cancer Center, Barnes-Jewish Hospital and Washington University School of Medicine

NCCN

Carly J. Cassara, mestre
Swathi Ramakrishnan, PhD

*Revisaram este guia do paciente. Para divulgações, acesse NCCN.org/disclosures.

Centros de câncer da NCCN

Abramson Cancer Center,
University of Pennsylvania
Filadélfia, Pensilvânia
+1 800.789.7366 • pennmedicine.org/cancer

Case Comprehensive Cancer Center/
University Hospitals Seidman Cancer Center and Cleveland Clinic Taussig Cancer Institute
Cleveland, Ohio
UH Seidman Cancer Center
+1 800.641.2422 • uhhospitals.org/services/cancer-services
CC Taussig Cancer Institute
+1 866.223.8100 • my.clevelandclinic.org/departments/cancer
Case CCC
+1 216.844.8797 • case.edu/cancer

City of Hope National Medical Center
Duarte, Califórnia
+1 800.826.4673 • cityofhope.org

Dana-Farber/Brigham and Women's Cancer Center | Mass General Cancer Center
Boston, Massachusetts
+1 877.442.3324 • youhaveus.org
+1 617.726.5130 • massgeneral.org/cancer-center

Duke Cancer Institute
Durham, Carolina do Norte
+1 888.275.3853 • dukecancerinstitute.org

Fox Chase Cancer Center
Filadélfia, Pensilvânia
+1 888.369.2427 • foxchase.org

Fred & Pamela Buffett Cancer Center
Omaha, Nebraska
+1 402.559.5600 • unmc.edu/cancercenter

Fred Hutchinson Cancer Center
Seattle, Washington
+1 206.667.5000 • fredhutch.org

Huntsman Cancer Institute, University of Utah
Salt Lake City, Utah
+1 800.824.2073 • healthcare.utah.edu/huntsmancancerinstitute

Indiana University Melvin and Bren Simon
Comprehensive Cancer Center
Indianápolis, Indiana
+1 888.600.4822 • www.cancer.iu.edu

Mayo Clinic Comprehensive Cancer Center
Phoenix/Scottsdale, Arizona
Jacksonville, Flórida
Rochester, Minnesota
+1 480.301.8000 • Arizona
+1 904.953.0853 • Flórida
+1 507.538.3270 • Minnesota
mayoclinic.org/cancercenter

Memorial Sloan Kettering Cancer Center
Nova York, Nova York
+1 800.525.2225 • mskcc.org

Moffitt Cancer Center
Tampa, Flórida
+1 888.663.3488 • moffitt.org

O'Neal Comprehensive Cancer Center, UAB
Birmingham, Alabama
+1 800.822.0933 • uab.edu/onealcancercenter

Robert H. Lurie Comprehensive Cancer Center
of Northwestern University
Chicago, Illinois
+1 866.587.4322 • cancer.northwestern.edu

Roswell Park Comprehensive Cancer Center
Buffalo, Nova York
+1 877.275.7724 • roswellpark.org

Siteman Cancer Center, Barnes-Jewish Hospital
and Washington University School of Medicine
St. Louis, Missouri
+1 800.600.3606 • siteman.wustl.edu

St. Jude Children's Research Hospital/
The University of Tennessee Health Science Center
Memphis, Tennessee
+1 866.278.5833 • stjude.org
+1 901.448.5500 • uthsc.edu

Stanford Cancer Institute
Stanford, Califórnia
+1 877.668.7535 • cancer.stanford.edu

The Ohio State University Comprehensive Cancer Center – James Cancer Hospital and Solove Research Institute
Columbus, Ohio
+1 800.293.5066 • cancer.osu.edu

The Sidney Kimmel Comprehensive
Cancer Center, Johns Hopkins
Baltimore, Maryland
+1 410.955.8964
www.hopkinskimmelcancercenter.org

The UChicago Medicine Comprehensive Cancer Center
Chicago, Illinois
+1 773.702.1000 • uchicagomedicine.org/cancer

The University of Texas MD Anderson Cancer Center
Houston, Texas
+1 844.269.5922 • mdanderson.org

UC Davis Comprehensive Cancer Center
Sacramento, Califórnia
+1 916.734.5959 • +1 800.770.9261
health.ucdavis.edu/cancer

UC San Diego Moores Cancer Center
La Jolla, Califórnia
+1 858.822.6100 • cancer.ucsd.edu

UCLA Jonsson Comprehensive Cancer Center
Los Angeles, Califórnia
+1 310.825.5268 • uclahealth.org/cancer

UCSF Helen Diller Family
Comprehensive Cancer Center
San Francisco, Califórnia
+1 800.689.8273 • cancer.ucsf.edu

University of Colorado Cancer Center
Aurora, Colorado
+1 720.848.0300 • coloradocancercenter.org

University of Michigan Rogel Cancer Center
Ann Arbor, Michigan
+1 800.865.1125 • rogelcancercenter.org

University of Wisconsin Carbone Cancer Center
Madison, Wisconsin
+1 608.265.1700 • uwhealth.org/cancer

UT Southwestern Simmons
Comprehensive Cancer Center
Dallas, Texas
+1 214.648.3111 • utsouthwestern.edu/simmons

Vanderbilt-Ingram Cancer Center
Nashville, Tennessee
+1 877.936.8422 • vicc.org

Yale Cancer Center/Smilow Cancer Hospital
New Haven, Connecticut
+1 855.4.SMILOW • yalecancercenter.org

Queremos o seu feedback!

Nosso objetivo é fornecer informações úteis e fáceis de entender sobre câncer.

Responda à nossa pesquisa e nos diga o que fizemos corretamente e o que poderíamos melhorar.

NCCN.org/patients/feedback

Índice